JN292538

自 然 流
精神療法のすすめ

——精神療法、カウンセリングをめざす人のために——

著

岡野憲一郎

星 和 書 店

Seiwa Shoten Publishers

2-5 Kamitakaido 1-Chome
Suginamiku Tokyo 168-0074, Japan

はじめに

本書は私が精神療法について、その実践とスーパービジョンを通して日ごろ考えていることを、エッセイ風にまとめたものです。決して精神療法のテキストブックではありません。私は精神療法の「正しい」行ない方を書いたテキストなどありえないと考えています。

もっとも私は最初は、精神療法には「正しい」やり方があるはずだと思っていました。今でも心のどこかで正解を求める気持ちが残っているかもしれません。結局は二十年経ってもそこに行き着いていないわけですが、その過程で考えたこと、学んだことをこういう形で表現するのも悪くないと思ったわけです。

本書は月刊誌「プシコ」（冬樹社）に十四回にわたって連載したものを、加筆訂正した上でおさめたものです。しかし本書はただの連載の寄せ集めではありません。というのも連載を開始する前から、最終的に本書のような体裁にまとめることを予定していたのです。連載という形式をとることは、怠け者の私を叱咤激励して、とにかく毎月一章ずつ書き上げさせるという役目を果たしてくれました。

表題の「自然流」には、実はたいした意味はありません。自分の精神療法のスタイルに呼び名を考えた際に、何となく浮かんできたものです。しかしあえてそこに意味を込めるとしたら、「精神療法は心の自然な流れに従って進んでいくべきものであり、そこに難しい理論や規則を持ち込む必要はないだけではなく、時には有害である」ということになります。ただしそれは、精神療法は行き当たりばったりに、あるいは無構造で行なってもいいということでは決してありません。当たり前の感性を持った療法家なら、治療に構造を設ける必要性も、倫理的にふるまうことも、その自然な流れに含まれることでしょう。

しかし「自然流」にはまた、人から指図されるのが嫌いで、自分の思うとおりにやりたいという私の気持ち（あるいは人格上の問題かもしれません）も反映されていると思います。ですから本書の内容はくれぐれもひとつの考え方の例に過ぎないということをお断りしておきます。その意味でも本書はテキストではないのです。むしろ最終的に読者の方が自分なりの「自然流」を発見していくことを本書を通じてお手伝いできたらと思います。

二〇〇三年盛夏　カンザス州トピーカにて

岡野憲一郎

もくじ

第一章

治療開始に際して——どのようなスーパーバイザーを選ぶか？

■なぜスーパーバイザーは必要なのか？

この最初の章は、スーパーバイザーについてです。精神療法の話の冒頭に、なぜいきなりスーパーバイザーの話が出てくるのか、と読者の方は疑問に思われるかもしれません。しかし単純に考えて、「精神療法」を生まれて初めて行なう人が、そもそも患者さんを担当する前に必要とするのは、このスーパーバイザーなのです。どんなに興味をそそるような患者さんがいて、すぐにでも正式なセッションを開始したくても、スーパービジョンを介してそれが監督されることがなければ、正式な「精神療法」とは言えません。ただし読者の皆さんは、この意味深長な「　」にすでにお気づきでしょう。

私は順番としては、ここでスーパービジョンがいかに私たち療法家にとって大切かについて書き出さなくてはなりません。たとえば、スーパービジョンがいかに自分の見えない部分を指摘してくれるのか、いかに逆転移（療法家自身が気づかないような情緒反応）に気づくことに貢献してくれるのか、駆け出しの療法家にとってはいかに経験者の声が助けになるのか、などについてです。それらはもちろん言うまでもないことです。しかしそれらについては、数多くの精神療法の教科書にすでに記載されていることでしょう。

私がむしろ本書で書きたいのは、それらの常識的な教科書では触れられていないようなこと、つまりスーパーバイザーが陥りやすいナルシシズムの問題や、彼の中で精神療法が教条化され、スーパーバイジーがしばしばそれに服従を余儀なくされるという問題です。監督されることで成立する「精神療法」は、それが半ばスーパーバイザーの所有物になるという危険を常にはらんでいます。つまりそれは形式だけ整っていても、決して本当の意味で治療者の助けになっていない場合もあります。そのことを、この「　」は暗に含んでいるものと考えてください。

私個人は、精神療法を非常に裾野の広いものと考えています。人間同士が言葉によりコミュニケートし、それがある種の癒しや洞察や行動上の改善を生むのであれば、それはすでに精神療法的ですし、そのような関わりは友人間にも、夫婦間にも、職場の同僚間にも頻繁に起きていることでしょう。それは広義の精神療法と呼べるのではないかと私は考えています。それらの関わりについていちいち「スーパービジョン」を持つわけにはいきませんし、それが必ずしも役に立つとは考えません。そのような関わりはすでにあなたの日常で起きてしまっていることでしょうし、そこであなたが効果的な「療法家」として機能できるかどうかは、あなたの人柄や人生経験の方が大きく影響することでしょう。それに誰にも助言を受けることなく試行錯誤で人とかかわる過程で、さまざまな現実に突き当たって失敗することが、一番のスーパービジョンかもしれないのです。

しかしあなたがあくまでも「精神療法」の専門家となるのを目差すのであれば、適当なスーパーバイザーを持ち、そのもとでフォーマルな訓練をつむことは、必然となります（もともと人から素直に物事を学ぶのが嫌いな私が言うのですから、おそらく確かなことです）。

スーパーバイザーを持つことには、形式的な意味と、実利とがあります。形式的な意味については、次のように考えてみてください。駆け出しの精神療法家が、たとえば学会で研修症例として治療経過を報告したとします。まず問われる可能性のあるのが、「スーパービジョンをどうしているか」ということです。スーパーバイザーを持つことなく、見よう見まねで精神療法を開始したなら、たとえそれがどれほど患者さんにとって効果的でも、「自分は精神療法のケースを持ち始めたが、スーパーバイザーなど自分には必要ない」という態度表明をしていると思われても仕方ありません。これは言いかえれば、「私は患者さんに洞察を求めてはいても、私自身は他人からの助言により自分自身の洞察を深めるつもりはない」ということになってしまい、明らかに自己矛盾です。それでもスーパービジョンを拒否する場合には、その人は自分のナルシシズムに負けていることになります。

以上の記述はしかし、多くの人には意味がないかもしれません。皆さんの多くはこう言うでしょう。「私はべつに、スーパービジョンを受けることに関しては葛藤はありませんよ。むしろ喜んで受けたいのです。でもそもそも近くにスーパーバイザーになってくれそうな人が誰もいないのです」。つまりは具体的に誰かにスーパービジョンになってもらえる人を探すことの方が、より重要な問題となっている場合の方が多いのかもしれません。

■よいスーパーバイザーの見分け方――「スーパービジョンなどない。エクストラビジョンがあるのみ」と言える人

次はスーパービジョンによる実利の問題です。みなさんがめでたくスーパーバイザーを獲得し、その人の指導のもとに精神療法を始めたとします。そこでみなさんが早くから問わなくてはならないのは、「このスーパーバイザーは自分にとって本当に役に立っているのか?」ということです。

もちろんスーパービジョンの利用の仕方はバイジーにより大きく異なるでしょうが、私自身はそのスーパーバイザーが、次のように言うことができるだけの柔軟性を持っているかどうかにより、その

良し悪しを大まかに判断できると考えます。

「あなたの患者さんの治療のことは、ある意味ではあなたが一番知っていることです。私にできることは、スーパービジョン、つまり監督ではありません。あなたの治療に関する報告が私にはどう見えるかということ、つまりエクストラビジョン（extra vision：「別の見方」の意味）をあなたに提供することです」

もちろんエクストラビジョン、などという英語を使う必要はありません。ただこのような意味のことをあなたのスーパーバイザーがいつでも言える用意があることが大切なのです。

私がこの点を強調するのは、このことがまさに患者さんの治療についても言えるからです。私たちは患者さんの人生に関して、スーパーバイズすることはできません。私たちは彼らの人生や精神生活に関して、何が正解かを知らないからです。ただ彼らの生き方が外側からどう見えるかについて、新たな視点を提供することしかできません。もしこの点を取り違えれば、治療は療法家からのただの押し付け、あるいは洗脳になってしまう可能性があります。そして同様のことはスーパービジョンにも言えます。

■「お説教」型のスーパーバイザーをどう扱うか？

もちろん私がこのように書いたからといって、皆さんがそのような柔軟なスーパーバイザーに出会うことは極めてまれなことかもしれません。多くのスーパーバイザーは、自分なりの治療法を確立していて、あなたに「こうしなさい、ああしなさい」という式の「指導」ないしは「お説教」をして、あなたがそれに従った治療を行なうことを期待するでしょう。「先生、でも私には私の考えもあります。私が先生から望んでいるのは、もうひとつの別の視点、エクストラビジョンを与えてくれることなのです…」などとは、あまりにも生意気に聞こえそうで、とても言い出せない雰囲気でしょう。それにそんなことを言い出して、やっと見つけたスーパーバイザーの気分を害することになったら大変です。

もちろんこんなことを言えば、読者の方から次のように言われそうです。「スーパービジョンでバイジーが思ったことを言えないようであったら、それは意味がないのではないか？　スーパーバイザーはそんなことで気分を害するほどに器量が小さいはずはないのではないか？」

理屈はまさにその通りですが、非常に多くの場合、それは理想論に過ぎません。スーパーバイザーのレベルの療法家がそれだけ度量が大きく、包容力があるという保証は残念ながらないのです。

それに自分の指導したい方針に異を唱えるバイジーに腹を立てる人が必ずしもスーパーバイザーとして不適当かと言えば、あながちそうとも言えないでしょう。プライドが高くて「お説教」型のスーパーバイザーでも、それに見合うような貴重な体験を聞かせてくれるかもしれません。ですから「お説教」にも時には耐える意味もあるのです。

そこでこのような「お説教」型のスーパービジョンを受けることになった場合、私は次のように考えることをお勧めします。

まず、大抵は好きなように治療をやらせてくれるが、時に「お説教」をしてくるという比較的無難なスーパーバイザーについて。そのスーパーバイザーは、あなたに深刻な忠告をしようとしているのかもしれません。そして実際にあなたの中に、そのような忠告を受けるような問題がある可能性もあります。とすれば、とりあえずはそれに従ってみることです。特にあなたに「治療はこうあるべし」というような指針や信念がまだないのであれば、その忠告をまずはそのまま受け取るのが得策かもしれません。

いくらエクストラビジョンの精神を重んじるスーパーバイザーでも、たとえばスーパーバイジーが明らかに危ない橋を渡ろうとしていたり、倫理的に不適切な行為をしようとしたりする場合には、緊急な介入が必要となります。始めたばかりの療法家は、数年たった後に振り返ったら「何であの時あんなことをしたんだろう？」と自分でも理解に苦しむようなことをしてしまうことがあります。不慣れなことをする時、私たちは往々にして正常の判断力を失って頓珍漢なことをしてしまうものです。スーパーバイザーは、未来のあなたに代わってそれを戒めてくれているのかもしれません。

次に自分の学派の考えを常に強要するという形での「お説教」を続けるスーパーバイザーについてです。そのような場合も、思い切ってその「お説教」に乗ってみることも手でしょう。そのうちかえってあなたにはその学派の考えが性に合っていることに気が付くかもしれません。たとえばクライン派に興味を持っているあなたが、あいにくラカン派のスーパーバイザーしか得られなかった場合を考えてみます。いっそのことそのスーパーバイザーの考えに従うことで、ラカン派の考えが身につき、あなたもそれに満足するかもしれません。

ただしそのような場合は、そのような「改宗」がもともと可能だったわけで、あなたが最初にクライン派に興味を持ったことの動機もあまり深刻なものではなかったことになります。

ところでこのような議論は、あなたが担当する患者さんのことがすっかり抜け落ちた議論に聞こえるかもしれませんし、おそらくその通りでしょう。患者さんにとっては療法家の属する学派など二の次であり、まず自分の問題が解決するために療法家がどれほど手助けをしてくれるかが主要な関心事なのです。しかしある理論に頼ることが療法家としてのあなたの最終的な自信や満足につながり、それが治療によい影響を与えるのであれば、ある学派に属するという方針もあながち否定できません。

さて最後に、そのスーパーバイザーの「お説教」を心情的に、あるいは感覚的に受け入れることができないという場合についてです。そこで大切なのは、その「お説教」型のスーパービジョンが自分の患者さんに対する治療に悪い形で反映しないように気をつけることです。その上で少なくとも精神としては、スーパーバイザーの「お説教」をそれとしてではなく、むしろエスクトラビジョンとして受け取り、同時に自分自身で患者さんにとってベストと思える治療を続けるしかありません。つまり治療はあくまでも自分自身が行なっているものであるという気持ちを忘れず、スーパーバイザーの「お説教」は、ひとつの見方として、参考意見としてのみ聞いておく、という姿勢です。

スーパーバイザーの「お説教」を前にして、スーパーバイジーが防衛的にならず、しかも自分自身の感性をあくまでも捨てなければ、スーパーバイザーの「お説教」は自分を呑み込んでくるような、絶対的なものとは聞こえなくなるでしょう。そうすれば、スーパービジョンのたびに対決や挑戦を繰り返すという悲壮な姿勢をとる必要もなくなるのです。その上でスーパーバイザーに対して、自分がどのような体験をしているかについて率直に伝えてみることです。それにより新たな展開があるのかもしれません。あなたの考えの表現の仕方によっては、そのスーパーバイザーも「お説教」の姿勢を和らげる可能性もあります。スーパーバイザー自身があなたの対決的な姿勢に対して防衛的になっている可能性があるわけですから。そしてもしスーパーバイザーが態度を改めるならば、まだスーパービジョンには見込みがあります。そしてそのスーパービジョンで起きていることが、あなたの患者さんとの転移、逆転移とどのように関係しているかといった、真に「分析的」な議論へと発展させることもできるでしょう。

ただしこのような形でスーパービジョンが生産的なものへと変わったというケースは比較的少ない

ように思えます。その理由は掘り下げればきりがありませんが、早い話が、スーパーバイザーは無理に自分を変えようとしなくても立場が安全だからです。

スーパーバイザーと折り合いがつかないという事情は、患者さんが療法家をどうしても好きになれない、という状況と似ています。結局は自分に合ったスーパーバイザー（療法家）を捜すことが、本当の意味で自分自身を見つけるプロセスなのかもしれません。

私自身の例

ここで私自身の体験例をお話ししておきます。この例は別の機会で発表したものですが、少し視点を変えてここにもう一度紹介いたします。

ずいぶん昔、私がメニンガー・クリニックの精神科のレジデントだった頃のことです。この頃は精神療法家としては数年の経験を持った段階です。ある七歳の子供との精神療法を一年間行ないました。しかしそれはレジデントの第三学年だけの課題であり、その学年が終われば治療を終了しなくてはならなくなりました。その子は非常に深刻な虐待、特に母親からの身体的虐待を体験しており、結局は母親は親権を奪われ、お父さんと二人で暮らすという生活を続けていました。しかしそのお父さんもアルコール依存症で、十分に彼を養育できずにいて、結局その少年は親戚の間をたらいまわしにされるという状況でした。主訴は、いったんかんしゃくを起こすととまらなくなる、というものでした。

彼はこのような事情により他人に対して愛着を感じるということが難しいという問題を持っていました。ただ私との治療関係もそろそろ一年経つ頃には、ようやく少しだけ気持ちが通じ合う、という段階まで漕ぎ着けることができたのです。しかしこれから、という時に私はその治療を打ち切らなくてはならなくなりました。次の学年に進むと、別の課題が用意されているため、少年との治療を継続することが認められなかったです。私は例外的に長期の治療が許されることもあると聞いていたので、いろいろレジデントのプログラムの担当者に掛け合ってみましたが、無駄でした。私は何か自分のトレーニングの都合だけで少年と一年会って、それで去ってしまうことに後ろめたさを感じました。

そこで私は彼と別れる時に、「非常に残念だけれど、都合でもう治療を終了しなくてはならなくなったんだよ」と言いました。そこには「君のことを嫌いになったから見捨てるわけではないよ、私の都合で治療を終了しなくてはならないよ」というメッセージを込めました。それは私の気持ちのかなり直接的な表現だったわけです。何しろ彼は見捨てられることに敏感な少年でしたから。しかしそれを聞いた彼は、非常に素っ気なく、「ああそう」という感じで受け流すだけでした。

私はこの経緯をその当時のスーパーバイザーであるドクターAに報告しました。すると彼はこう言ったのです。「君は謝ることで、決定的なチャンスを奪ったことになるんだよ。なぜならそうすることで、彼が君に対する怒りを表現する芽を摘んでしまったからだよ。君が謝ったことは、君自身の逆転移のアクティング・アウトなんだ」と言われました。私はこれを聞いた時、一方では「やられたな」と思いました。「これが精神分析的な考え方なんだ。ドクターAからこう言われることはわかっているはずなのに、なんと無防備だったんだろう?」と思ったのです。

しかしもう一方では、私にはこのドクターAの言うことがどうしても受け容れられないという気持ちがありました。精神分析理論から言ったら、彼の説は一点非の打ち所のないものなのです。ところが「何かが違うぞ」という気持ちが、理論とは別の心の部分からおきてきたのです。そこで私は自分の気持ちを表現しようと思いましたが、ドクターAの非常に確信に満ちた言葉を前にして、その気もなくなってしまいました。今から思えば、同じような種類の議論を通して、彼の言うことに「何かが違う」と思うことは別の機会にもあったのです。

私は経験豊かな分析家であるドクターAの意見に違和感を持つのはどうしてだろう、と悩みました。もちろんドクターAの理屈はフォローできます。というよりはそれなりの真実を含んでいたのでしょう。しかし私がむしろ失望したのは、ドクターAの言い方が、あたかも彼が正解を知っていて、それ以外の考え方を排除するという雰囲気を持っていたからです。

私は次のように考えもしました。「いったい私のような考え方をする人は他にはいないのだろうか? 精神分析の経験が豊かなスーパーバイザーは皆ドクターAと同じような考え方をするのだろうか?」。この種の立場の違いはよくあることなのでしょうが、私はどうしてもこの件にこだわってしまいました。というよりはこのような問題を徹底して考えないことには、自分の分析的な精神療法家としての立場をそれなりに作り上げることができないように思えたからです。もしドクターAの考え方が精神分析的な精神療法のトレーニングの先に行き着くべきものであり、私がそれまでの何年かの経験を通して彼のような発想に一向に近づくことができずにいるのであれば、おそらく私には精神療法家としての才能がある、とはまず考えられず、進む道を変える必要があることになるでしょう。

そこで私はもう一人のスーパバイザーであるドクターBに聞いてみました。彼はその時私の成人の患者さんの精神療法のスーパーバイザーだったのです。ドクターBはドクターAよりもさらに経験が豊富な円熟した精神分析家とみなされている人でした。彼は私の話を聞いて、「いろいろな考え方があるんだろうね。でも自分としてはそのスーパーバイザーの意見には反対だな。そういう場面で治療者のほうが謝らないということの方が、自分自身の罪悪感を防衛していることになるだろう。逆に謝らない方がアクティング・アウトとも言えるだろうね」というのです。私はまさに彼の言葉にひざを打ったのです。

私の精神療法家としての体験を思い起こすたびに、この時のエピソードは何度となく蘇ってきます。「少なくとも自分と同じような考えを持つ、経験豊かな分析家がこの世にいるんだ」「ベテランの分析家といっても、人それぞれこれほど考え方は違うものなんだ」ということを肌身で感じたこの体験は、非常に大きな意味を持っていました。

ちなみに私が本章の最初の頃に述べたエクストラビジョンの問題も、この件に非常に深く関連しています。ドクターAもドクターBも、それぞれの感性と体験を通じて私の症例に助言を加えてきました。しかしその見解はこのようにまったく異なるものだったわけです。ということは、バイジーの側にひとつの心構えが要請されることになります。それは、どのようなスーパーバイザーの意見も、結局は彼の主観からどのように見えるかを示すに過ぎないんだ、ということです。そしてできることなら、スーパーバイザー自身もそのことをわかっていたら、バイジーの側の混乱がより少なくなるでしょう。

私とドクターAとの関わりにしても、彼が私の感じ方を、「それ自身はありうるかもしれない。私には違う見え方をするけれど」という形で受け入れてくれたなら、私もそれほど不安にならなかったかもしれないからです。ただしそこまでスーパーバイザーに望むのは無理があるかもしれません。彼らも一生懸命自分の感じ方をこちらに伝えようとしているのですから。そして自分たちの考え方に確信を持てば持つほど、他の考え方を受け容れられなくなるのも、ある意味では当たり前のことです。そしてそれほど情熱を持って教えてくれるという意味での「お説教」型のスーパーバイザーとの体験も決して捨てたものではありません。

その意味では、「スーパービジョンはない。エクストラビジョンあるのみ」というのはスーパーバイザーが言ってくれるものでは必ずしもなく、あくまでもスーパーバイジーが自分を見失わないために、自分自身に言い聞かせることなのかもしれません。

第二章
あなたは精神療法家に向いているのか？

精神療法家としてのトレーニングを始める前に、自分はそもそもこの仕事に向いているのだろうか、あるいはどのような人が向いていて、どのような人は向いていないのかについて考えてみることには、それなりの意味があります。自分は療法家に向いていないとわかった人が療法家になる道をあきらめることは、患者さんのためにもなることかもしれません。しかしこれは、考えようによっては非常にアブないテーマです。

何冊もの本を書いて、精神医学や心理学の大家といわれる人の中にも、臨床に不向きの人が結構いるものです。職場や学会での地位も得て自分に自信がついてくればくるほど、かえってそのもっとも大切な資質が生かされなくなってしまう恐れがあるのも、この精神療法家という職業なのです。それにひょっとしたらこの章を読みながらあれこれ考えているうちに、あなたも自分が療法家に向いていないのではないかと疑い出すかもしれません。精神療法家は普通、この仕事に相当の思い入れがありますから、「自分は精神療法家に向いていないのではないか？」という疑いは、人から向けられるにしても自問するにしても、到底耐えられないものなのです。

さらに私自身が療法家に向いていないとしたら、私がここに書いている内容も全くあてにならないことになります。私は幸いにして、人から「君は精神療法家には向いていないんじゃないか？」と言われたことはありませんが、言われたことを選択的に忘れている恐れがあります。それに妻からはいつも、「あなたはいつも人の話を上の空でしか聞いていないのね！」と責められる身です。

それに時々心の中で「自分は療法家向きではないのではないか？」という疑いが起きることを告白しておきます。ただし幸いなことに、誰かが療法家に向いていないかどうかということは決して簡単に判断を下せる問題ではありません。結局は「患者を治療する情熱を持てない人が、療法家に向いていない人と言うしかない」という、何だか当たり前な結論に至ってしまい、その意味では誰にでも救いの道は残されているのです。

▩日頃の付き合いだけでは、その人が療法家に不向きかどうかはわからない

そもそも私たちは、他人に関して「この人は人の話を聞くような職業には向いていないな」と断定する力をどれほど持っているのでしょうか？　たとえば職場に実にイヤな上司がいて、「こんな人に自分の悩み事を話すなど真っ平だ」と思うことがあるかもしれません。しかしその人が療法家として向いていないかといえば、必ずしもそうは言えないでしょう。あなたがその上司と、お互いに悪い面を出し合いながら付き合っているのなら、あなたのその人への評価にはかなりのバイアスがかかっていることになります。逆に「この人には何でも打ち明けられる」と思っている友人が必ずしも療法家として優れているとも限りません。その友人は、あなたにとっての療法家として適任である可能性が高いだけであり、他の人がその人から良い治療を受けられるかどうかは別問題なのです。

この辺は若干わかりにくいでしょうか？　要するにあなたがある人に対して持つ、「この人は療法家として適任かどうか」という判断には、すでにあなたとその人とのマッチング（相性）の問題が含まれてしまっているのです。つまりあなたが話を聞いてもらいたいと思えるような人に対して、他の人も同様の気持ちを持つとは限りません。あるいはあなたの話だったら親身に聞いてくれる人が、他の人にも同じように耳を傾けるとも限らないのです。つまりこのマッチングは両方向性であるということです。

このマッチングの問題は、ある人が療法家として優れた素質をもっているかどうかという問題を、一挙に複雑にします。簡単に言えば、私たちは相性のいい人に対してはいい療法家になれ、そうでない人には療法家としての力を発揮できない可能性がある、ということになってしまいます。となると、「Aさんは療法家として向いていない」という断定は本当はできないことになり、せいぜい「Aさんが療法家として十分機能できるような患者さんは少ない」という相対的な言い方しかできないことになります。私が以下に、「精神療法家として向いていない人」について論じていく際にも、そういう相対的な意味を含んでいることをご理解ください。

■臨床を楽しめない人

そもそも治療を楽しめない人たちは、概して精神療法家に向いていないと言わなければなりません。通常の療法家は、患者さんとのセッションを特別重荷に感じたり、退屈に思ったりはしないものです。それはたとえある程度の苦痛を伴っていても、同時にある種の達成感を与えてくれるもの、充実感を体験させてくれるもの、あるいはそれからしばらく遠ざかっていると物足りなさを感じ始めるようなものです。そして治療をそのようなものとして体験できない人は、その分だけ療法家として向いていないということになります。

このように言うと、次のような反論を受けそうです。「でも治療を楽しめない人は、もともと療法家になろうとはしないから、問題はないのではないですか？」と。ところがしばしば問題となるのは、臨床家の間では精神療法を行なうこと自体が自己目的化してしまっていて、一種のステータスになっているということです。つまり精神療法を行なっていることが、その人の心理学者ないしは精神科医としての価値を高めると考える風潮がどこかにあるのです。本当は臨床を楽しめないにもかかわらず、自分自身のプライドのためにも、あるいは見栄のためにも、何人かの精神療法の患者さんを確保しておく、という現象はこうして起きるのです。

ここら辺の事情は、論文をたくさん書いて医学部の外科の教授になった先生が、同時に外科手術がうまいことで初めて尊敬を集めるというのとどこか似ているところがあります。（それにしても医学部の教授が、臨床能力とはおよそかけ離れた業績をもとに選ばれるという風潮は本当におかしなことです）。

ただし臨床を楽しめない人があえて治療した患者さんが不幸な犠牲者になるかといえば、必ずしもそうは言えないのがまた複雑なところです。つまり臨床の能力があっても、それを特に楽しみと感じないという贅沢な人もいるからです。この種のことはどの分野にも起きるようです。本人が資質を持っていることと、本人が楽しみと感じるものがずれる、という現象です。たとえば講演をなかなかしたがらない作家が、たまにどうしても断れない事情でスピーチをすると、これが非常に好評を博したりします。評論の神様と言われた小林秀雄などはその例だったそうです。また「子供を生んで育てるなんて、考えただけでも身震いする」と言っていた女性がふとしためぐり合わせから結婚して子供を生み、結構いい母親ぶりを発揮したりします。あるいは「教えるのは苦手だからいやだし、そもそも子供なんて面倒くさくていやだ」という人が必要に迫られて家庭教師をしたりすると、教え方が丁寧でうまい、と生徒からありがたがられることもあります。

このように、治療することを必ずしも楽しめなくても、勘所を得た治療のできる人はいないわけではありません。これは精神療法家になるためには、訓練だけではどうしようもない、もって生まれた才能や感性が大きく関係している、という事実を反映しています。ただ本人が精神療法的なかかわりを一生の選択とする気になれない以上は、やはりその人は精神療法とは縁がなかった、結局はそれに向いていなかったものと考えなくてはなりません。

▒性格パターンの問題、たとえば鈍感な人

当人の性格上の問題から、療法家として向かないということもあります。その典型が鈍感でかつ傲慢な人たちです。すなわち放つ言葉の一つ一つがどうにもガサツで、しばしば人の神経を逆なでするようなことを平気で言うような人たちのことです。もちろんそのような人たちもこの世の中で胸を張っ

て生きていく資格はあります。（というよりこの手の人々は、人から言われるまでもなく、すでに人を押しのけてまで平気で生きています）。また相手が弱い立場であると認めるとすぐに態度を変える人や、基本的にサディスティックな傾向を持った人たちも療法家としてよく機能できるようには思えません。しかしどういうわけか、彼らが自分が療法家に向いていると思い込んでしまい、そこそこのトレーニングを積み、論文や学会発表などで業績をあげると、療法家としてまかり通ってしまいます。

実は、この鈍感な人についてもう少し述べたかったのですが、書いているうちにどうも居心地の悪さを感じてきました。私自身、多くの無神経な言葉を吐いて人を傷つけてきたことは間違いありません。それに私は味覚と嗅覚に極端に鈍感なところがあり、いつも息子や妻にからかわれています。第六感とか霊感に優れているということはまずありえません。書いているうちにますます自分には鈍感な人を非難する資格がないという気がしてきました。私の中のどこかにある「自分は療法家に向いていないのではないか」という疑いは、実はここら辺とも関係しています。

私はこのあと、自己愛的な人、知性化の強い人、人嫌いな人、説教をしたがる人、などを次々と槍玉にあげようと思っていたのですが、同じ理由で中止です。それにそのような例として具体的な人たちを思い浮かべると、結構療法家としてうまくやれている場合もあり、彼らが療法家向きでないと一般化することはあまりフェアではないという気がしてきます。結局は誰かが療法家に向いていない、と決め付けることはなかなか難しいという最初の論点に行き着きます。つまりは当人が根っから意地悪な人ではなく、人の心の傷つきをどこかである程度理解できるなら、少なくともある患者さんにとっては療法家として機能できる可能性があります。

ここでひとつそのような例を挙げておきましょう。私は精神科のレジデント（日本での研修医に相当）をスーパービジョンする立場にありますが、そこで私は心を扱う側の人間自身がいかに多くの問題を抱えているかに驚くことがよくあります。ある中年の女性のレジデントCさんが特にそうでした。彼女は抑うつ的で、他のレジデントに対して競争心の混じった被害的な感情を持ちやすく、また自分の仕事や立場に対して愚痴が多く、受付や看護婦からの受けがとりわけ悪かったのです。それぞれのレジデントが、精神療法のケースを持つことを義務づけられていて、Cさんも例外ではありませんでしたが、私は彼女が他人に精神療法を行なっていること自体が信じられませんでした。

ところがある事情からそのCさんが担当していた精神療法の患者さんの一人Dさんを私が引き継ぐことになり、その患者さんが折に触れてCさんとのかかわりを話すのを通して、彼女の治療ぶりを間接的に知ることになりました。それによるとCさんはDさんに対してはいつも自信あふれる、慈愛に満ちた療法家として映っていたのです。どうやらCさんは同僚との確執や孤独な境遇（彼女は最近夫を病気で失い、子供も独立してしまっていて孤独なやもめ暮らしをしていました）を、自分より不幸な境遇にある患者さんと対面している時はある程度忘れることができ、むしろ優しい、母性的な面を前面に出すことができていたようなのです。

もちろんこのケースでも、「Cさんの優しい態度は、Dさんに対する優越感や、Dさんを助けているという自己愛的な満足感から説明されるべきであり、それは純粋な気持ちからではない」という指摘も可能でしょう。しかしDさんがCさんとの治療をその終結の後も貴重な体験と考えている以上は、やはりCさんは少なくともその治療においてはよき療法家だったと考えるべきでしょう。

▒精神科医は危ない場合が多い

ところで私にはどうも、精神科医は療法家向きでないリスクをより多く背負っているように思えます。それはおそらく日本で医師になるためのプロセスに原因の一端があります。日本の医学部は一般に学力の優秀な生徒が集中します。理科系の数学や物理、化学が得意で秀才と言われた人々が結果的に集まるのが医学部というところです。彼らは優秀だから医学部に行かなくては損をする、ということを友人からも、受験指導の先生からも言われてきた可能性があります。私はそれ自体を特に悪いこととは思いませんが、他方で臨床心理に純粋に興味を持ち、就職が難しいことをいとわずに臨床心理を学んだ方々と比べた場合、どちらが療法家として一歩先を行っているかは明らかだと思います。

実は学力が優秀というのも、療法家としてはかえってマイナスに働くことがあります。私は高い知性を備えた療法家は、その分だけより良い治療を行なえる可能性が高いと信じていますが、それはあくまでも知性についてであり、知識や学力について言っているわけではありません。医学部に集まる人には、いくら理科系といっても人文科学に興味を持つ人間も多いものです。彼らは哲学、文学に親しむ分だけ、精神医学にも興味を持つ可能性があります。しかし哲学や文学の対象は、もっぱら人間の心の観察であり、実際に心を扱うことではありません。彼らがいざ人の心に向きあおうとすると、それらの知識は彼らを邪魔し、患者さんの言うことを率直に聞く姿勢を損なうことになりかねません。ところが彼らが実際に心を扱う仕事にも優れていると思い込み、その道に進もうとしたら、おそらく彼らを止めることは容易ではないでしょう。なにしろ彼らは持ち前の努力と要領のよさで必要な資格をとることに関しては並外れた力を持っているからです。

精神科医が療法家向きでないことのリスクは、医師としての権限とも関係しています。もちろん場合により異なると思いますが、医師は処方や入院の決定その他の権利を多く持ちます。これは私の持論ですが、権力をそれだけ多く持った人は、よほど意図的な努力を払わない限り、自己愛的になる宿命を負っています。そして自己愛的な人間は人の言うことをなかなか聞かず、また過ちや問題を他人のせいにしたがります。権力とは私たちの多くにとって麻薬のようなものです。そしてそれが人の話を謙虚に聞くという、療法家として最も必要とされる性質を侵す可能性があるのです。

男性の療法家も危ない？

私は精神科医に警告を発したついでに、男性一般も療法家向きでない可能性が高いという印象を持っていることを、ここに記しておきたいと思います。もちろんこれは、男性は決してよい療法家にはなれない、ということではありません。あくまでも相対的な問題です。しかし精神療法や精神分析の歴史を振り返る限り、男性の療法家は革新的な治療理論を打ち立てる可能性が高い割には繊細な臨床感覚に基づく実践的な治療論による貢献が少ないという印象を持ちます。また女性の療法家は理論的な防衛が少ないかわり、大概において患者さんの扱いに間違いが少なく、繊細な心遣いを見せる能力に優れているようです。

ただしこの議論も、その治療者が男性か、女性か、ではなく、男性的か、女性的か、という議論に持ち込んでしまうとたちまち複雑になってしまいます。たとえばメラニー・クラインの革新性は、彼女の男性的なキャラクターに負っていた、とか、ウイニコットはその治療理論の繊細さに彼自身の女性性が表れていた、などの議論もありえます。ですからここでの私の議論は非常に大雑把で単なる印象に基づくものでしかないという点を繰り返しておかなくてはなりません。それにこのような印象を持つことには、私自身が男性の精神科医であることが複雑に関係している可能性があります。

■資格制度は、「向いていない療法家」をスクリーニングできるのだろうか？

最後にこれも議論の多いテーマですが、「療法家の資格制度は、療法家向きでない人をスクリーニングする機能を果たせるか？」という問題についても一言付け加えておきます。私は一般的に言ってそれは無理だろうと思います。それは何も現行の療法家の認定制度に問題があるということではありません。むしろある人を療法家として不適格と客観的に判断するということが、実際には非常に難しいという、先ほど述べた事情が関係しているのです。もちろんあるオーソリティが主観的に誰が療法家として不適格かを「判断」することは簡単です。ところがどの学派や職種の療法家にとっても支持されるようなオーソリティなど存在しないのがこの精神療法の世界なのです。それどころかある学派や集団を率いるリーダーは、それ以外の学派や集団からはその治療理論を全面的に否定されることもしばしばあります。

結局、学派を超えた精神療法家たちが委員会を設けて認定制度を作った場合は、候補者の臨床能力に関して判定者の主観が入り込むような要素は排除されるしかありません。その代わり合否を決める基準としてはトレーニングの年数、持ったケースの数等の客観的な数値しかないでしょう。すると候補者は実際に精神療法家に向いているといないとにかかわらず、精神療法家になるべく努力することができさえすれば、最終的にはその目標を達成するはずです。そして先ほども述べたように、受験能力に長けた人はここに当然含まれます。

このような意味で本章の「治療者に向いていない人はどのような人か？」というテーマについて、私は冒頭で次のように述べたのです。「患者を治療する情熱を持てない人が、療法家に向いていない人と言うしかない」

§　§　§

本章では「精神療法家に向いていない人」というちょっと挑発的なテーマについて書いてみましたが、この問題も奥が深く、はっきりした結論など何も出せないということがわかりました。しかし「物事に白黒をつけるのは難しい」「現実は常に混沌としている」ということを再確認するのも、この「自然流」の目的であるとご理解ください。

第三章 初回面接

この第三章では、いよいよ患者さんとの出会いについてお話しします。実際に患者さんがはじめてあなたのオフィスを訪れる、という状況を想定してみましょう。どういう経緯でその患者さんがあなたとのアポイントメントを取ることになったかはケースバイケースということにします。ともかくもそれが長い関係の始まりになるという可能性とともに、ある患者さんがあなたの前に現れるのです。そのような場合に一体どのような心構えが必要か、というお話です。

初回面接の心構え？

ただし「心構え」と言っても、そんなに大げさなものではありません。むしろ私がお話ししたいことは逆説的なことです。それは、「初回面接だからといって特に心構えはない。気負わずに、普通に患者さんと会うだけである」ということです。そもそも一般に言われているほど、初回面接が重要だとは私は思いません。重要と言えば、毎回の面接がどれも同じくらい重要なのです。となれば、最初から患者さんとは自然体で会うだけです。

ただし患者さんにとっては、初回面接は緊張し、ある種特別な意味を持っていることを忘れてはいけないでしょう。私も初回面接中にふと患者さんの体が緊張で小刻みに震えているのに気がつき、患者さんがどのような気持ちで療法家とのはじめての面接にのぞむのかについて、認識を新たにすることがあります。

もちろん初回面接は特有の意味を持っています。精神療法の教科書には出会いの重要さや、初回面接において話すべきこと、行なうべき契約や構造設定などについて、事細かに書いてあることでしょう。私はその多くに同意はするものの、そのためにあまりにも最初の面接が堅苦しく、形式的になるのも考えものだと思います。

初回面接は細かいことを考えず、余裕を持って唯ひとつの大切な目的を果たすことだけを考えればよいでしょう。それは療法家と患者さんがお互いを知ることであり、患者さんが何に悩んでいるのか、何を求めているのかについて、ある種の大雑把な感触、ないしは実感を得ることであり、自分がその助けになれそうか、という見当をつけることです。初回面接の最大の課題はこれであり、望むべくはそれにより患者さんが「この人には自分のことをわかってもらえそうだ」という感触を持てるようになることです。つまりは両方がお互いを面接しあっているようなものです。

もちろん、療法家も患者さんも、しばらく話し合った後に、「これは一緒にやっていくのは無理だな」と結論付けるかもしれません。しかしそれはそれで、やはり初回面接の目的を達したことになります。

この目的を達成するためには、小ぜわしく記録をとることはあまりせず、構造もあまり気にせず、初対面どうし硬くならずにリラックスして話しあえる雰囲気を作ることが必要でしょう。客間に患者さんを招き入れて、ソファーにでも座ってお茶を飲みながら話を聞くくらいの感覚でちょうどいいと思います。

ここで心に留めておかなくてはならないのは、初回面接の始まりの際には、あくまでも両者は対等の人間であるということです。何しろまだ治療はおろか、その契約すら結んでいないのですから。もし療法家が型どおりの分析的な精神療法をしようと考えているとしても、初回面接でいきなり匿名性や禁欲原則を持ち込むことは適当ではないでしょう。対等な者どうしの出会いであるからには、まずは互いに自己紹介をするのも自然なことです。その時は療法家も自分自身に関して必要最小限の情報は患者さんに積極的に伝えることも必要でしょう。繰り返しますが、初回面接は相互面接であり、患者さんの方も治療者についての情報を集め、治療関係に入っていくかの判断をする必要があるのです。

ちなみに米国の精神分析学会の倫理綱領は、この治療契約を結ぶ時点で治療者が患者さんに何を伝えるかに関して、かなり細かく規定しています。そこでは身体疾患の治療の際に必要とされるインフォームド・コンセントは精神分析でも必要であるとされています。これは何を意味するかといえば、療法家は精神療法がどのように役に立つのか、それ以外の治療手段と比較した場合にどのような効果や特徴があるのかについてあらかじめ患者さんに十分説明して合意を得る必要があるということです。さらには療法家がトレーニング中の身で、スーパービジョンを受けている場合は、そのこともしっかり患者さんに説明することが要請されています。もしこれが現在の趨勢であるとすれば、初回面接では匿名性や受身性などとはとても言っていられないことになります。

自己紹介の際に患者さんに何を伝えるのかは、療法家により異なるものです。通常の初回面接ではどの程度自分のことについて話すかを大体決めておき、それ以上に関しては患者さんに何かさらに尋ねたいことはないかを聞くというスタイルもいいでしょう。

ちなみにここでもし仮に、患者さんの質問に対して療法家がかたくなに自分のことについて何も話さないとしたら、非常に不自然な印象を与える可能性があります。それに分析的な精神療法について何らかの説明を受ける前からそのような対応をされた患者さんの方も、療法家のことを「冷たい人だ」、「変わった人だ」と感じるでしょう。それでは決していい出会いをしたことにはなりません。「私について何かご質問はありますか？」とごく自然に聞けるくらいの余裕のある療法家は防衛的にならずにリラックスした姿勢を保つことができるのです。

ただしその際に注意が必要な場合もあります。患者さんによっては療法家が自分のことを少し話したのをきっかけに、次々と個人的なことを尋ねてくる場合もあるかもしれません。そのような患者さんの場合は、療法家がそのプライバシーを患者さんに必要以上は話さないこともまた構造のひとつである、ということを何らかの形で示す必要があります。この件に関する詳しい議論は、第四章「療法家は自分を表してよいのか？」をご覧ください。

▩面接の一回一回が、いわば初回面接である

本章の冒頭で、「初回面接を特別扱いしないように」と申しましたが、そのひとつの理由は、初回面接で、今後の治療関係のすべてが決まってしまうわけではないからです。あるいは初回ですべて決め

てしまうような設定はあまり適当ではないと言い換えるべきかもしれません。もちろん場合によっては、話がとんとん拍子に進んで、患者さんが「早速次回から正式な治療を開始したい」と言うかもしれません。もちろんその場合は「もしそれを強く希望なさるのであれば、暫定的な構造を設定しましょう」と対応することもできるでしょう。

しかしあまりにも患者さんが性急に治療の開始を希望する場合は、そのことがむしろ患者さんの抱える問題の反映である可能性を考慮して、初回でいきなりすべてを決める必要がないこと、とりあえずは次回にもう少し具体的な約束をすることを提案するに留めるべきかもしれません。

ところが駆け出しの療法家の中には、一刻も早く患者さんとの精神療法を始めようとするあまり、最初から面接の曜日や時間、料金まですっかり決めてしまおうとする方がいます。つまり既成事実を作ってしまい、患者さんを早くからつなぎとめて安心したいという気持ちが働くわけです。私自身も何人かの患者さんにそうした記憶があります。

しかし患者さんは療法家の前でいくら話を合わせ、どんなに事細かな契約に合意しても、場合によってはあっけなくドロップアウトしてしまうものです。患者さんが初回面接の後ひとりになって冷静に考えてみると、結局治療開始に踏み切れないということはしばしば起きるからです。人にものを頼まれて断ることが苦手だったり、自分の感情を抑えてまで人のことを考えたりする人には、特にその傾向が強いようです。そして治療に訪れないことで、患者さんは本心を表現するわけですから、その気持ちは尊重されるべきなのです。

また実際に最初の面接で患者さんが心地よい体験が持てたとしても、それはひとつのステップでしかありません。患者さんはせいぜい「ではもう一回だけ会ってみようか？」と思うだけかもしれないのです。ですから療法家の方もそれを覚悟し、最初の二、三回はあくまでも試みのセッションと心得ておくべきでしょう。何回セッションを重ねても、ある意味ではそれはいつも仮の出会いです。いつでも患者さんは治療をやめてしまう可能性があります。そしてその意味で、毎回のセッションが、いわば初回面接のようなものです。

ただし回数を重ねるごとに治療関係が深まっていく場合は、患者さんが理由もなく不意に来なくなるという可能性はどんどん低くなっていきます。本当の治療が始まるのはその段階に達してからといえるかもしれません。

患者さんは二種類に分かれる。継続する患者さんと……

ところで精神療法を求めて初回面接に訪れる患者さんが、そのままスムーズに精神療法に入る可能性はどのくらいでしょうか？　もちろん療法家の経験や患者さんの層によっても違いますが、おそらく半分にも満たないのではないかと思います。療法家は、初回面接の患者さんは多くの場合すぐにでも去っていくものだという心の準備のもとに、患者さんに会う必要があります。もちろんその覚悟を患者さんに伝える必要はありません。患者さんが次回も会うことに同意した場合は、もちろんそれを前提として今後の方針などについても話すべきでしょう。しかしいよいよ二回目の面接でさらに具体的な生活歴を聞き、正式の契約に漕ぎ着けるつもりで待っていても患者さんが現れない場合、精神療法家としての自負を持っている人は当然ある程度の心の痛みを感じるはずです。特にその療法家にとって初めての患者さんだったりすると、深刻に傷つく場合もあります。

その痛みを癒すひとつの方法は、精神療法を求めている患者さんを、心の中で二つに分けてしまうことです。精神療法のプロセスに入れる人と、入れない人と。もう少し言えば、患者さんは本来精神療法や精神分析にせっせと足を運ぶタイプの人と、それができない人の二種類に分かれるのではないかというのが私の印象です。そしてその意味では患者さんが第二回目の面接に訪れないとしても、それはある程度はじめから決まっていたことであり、特にあなたの対応が悪かったからでも、あなたが精神療法家として劣っていたからでもないことが多いのです。逆に言えば、治療に足を運べるタイプの人であれば、あなたとの相性が悪くても、結構続いていくものなのです。(もちろんそのような治療関係のよしあしは別の問題です)。

以上の、患者さんを二つに分けるという発想は、たいして実証性はないのかもしれません。ただしこんなことを考える背景には、私自身が苦労した体験が影響しています。

メニンガーでのレジデントのプログラムの一環として精神療法をはじめた際、私はなかなか最初の患者さんを確保することができませんでした。「確保する」、などとは穏当な表現ではありませんが、ケースが見つからないままで月日が過ぎて聞くと、トレーニングの進行にも響きますし、場合によっては先の学年に進めなくなります。そこでだんだんなりふり構ってはいられないという感じになってきます。患者さんのほうの都合を無視した話ですが仕方がありません。私の場合も何人と「初回面接」をしても、結局はだれも二回目以降は来てくれない、という寂しい思いをしました。

週に一回、二回の精神療法でもこれほど患者さんを見つけるのが大変なのですから、精神分析の患者さんの場合は至難といえます。なにしろ週四回、五回通う人を見つけるのですから。大きな都市では患者さんはそれこそ順番待ちしているでしょうが、地方の町などでは、療法家の方が本気になって探さない限り、潜在的な患者さんはどこかにすっかり隠れているものです。

そんなある時、私の所属する分析協会から患者さんを紹介してもらったことがあります。通常、分析の患者さんはキャンディデート、すなわち研修生が自ら見つけるのが普通ですが、時にはそういうことも起きるのです。その時は非常に権威のある教育分析家の一人から、ある中年の女性の患者さんを紹介されました。(ちなみに精神分析家になるためのキャンディデート、すなわち研修生は、その研修の一環として自らが分析を受けることになっていて、それを教育分析と呼びます。教育分析家とは、その教育分析を施す立場にある、いわば教授クラスの経験豊かな分析家のことです)。

すでにその教育分析家の見立てで分析に向いている患者さんである、とのお墨付きをいただき、その患者さんの動機付けも十分という触れ込みで、一回の治療代も仮とはいえ設定されていたのです。それだけのお膳立てができているのであれば、その患者さんはすっかり精神分析を受けることに同意していると疑わず、夢のような話だと思いつつ、私は彼女と二回会いました。そして精神分析の構造をすべて設定して、基本的な病歴をとりました。何しろ数カ月間も患者さんを捜し求めていたわけですから、「さあ、これからだ」と張り切って第三回目のセッションに臨んだのですが、彼女は連絡もなくセッションをキャンセルし、それ以後二度と戻ってきませんでした。オフィスで患者さんを待ちながら、開始の時間が五分、十分と過ぎて行き、「ああ、今度もやっぱりだめなのか…」と呆然となったことを今でもよく覚えています。このように患者さんはいつ何時、治療者との関係を断ち切ってしまうかわからないのです。その意味では治療が続くことが最初から保障されている患者さんなどいないのです。

初回面接は、次回をキャンセルしたり、突然来なくなってしまうという選択肢を持っている患者さんと、その患者さんの望む治療を与えられるかどうかが問われている療法家との、まさに一対一の真剣勝負です。あるいはそんなに大げさなものではないとしても、初回面接は一種のお見合いのようなものでもあります。少なくとも患者さん側にとっては、断るのも自由、他にも選択肢はある、という状況であり、療法家はある意味では患者さんに値踏みをされるのです。

ただし精神療法を専門に行なう機関に勤めている心理関係の方であれば、初回面接を、それこそ異なる患者さんと毎日複数行なっていることでしょう。つまりその方たちは患者さんと初めて会うことになれているわけです。その場合は、いちいち傷ついたりする暇もなく、「来る人は来る、来ない人はこない」と割り切るしかないでしょう。

■初回面接で何を扱うのか？

先ほど、初回面接の目的は、患者さんが何に悩んでいるのか、何を求めているのかについての感触をつかむことだ、と申しました。そして患者さんとお茶でも飲みながら話すような雰囲気を持つべきであり、必要な場合を除いては、ノートを取ることなども控えるべきであろうとも言いました。つまり患者さんとひざを交えるつもりになって、打ち解けて話すことが大切だと思うのです。ちょうど皆さんのオフィスに同僚や友人が訪れて、悩みを打ち明ける場合の応対を想像してください。けっして機械的に病歴を取り始めるということはしないでしょう。その人と同じ高さでひざを交え、「一体どうしたんですか？」と心配そうに聞くはずです。それと雰囲気としては同じです。

ただしこの初回面接は、友人と話す時のように雑談や世間話だけに時間を使うわけではありません。最初から、あるいは頃合を見計らって、「どのようなことを相談なさりたいんですか？」「早速ですが、どのようなことでお困りですか？」と切り出し、あとは患者さんが何に悩んでいるのかについての感触をつかむことに全集中力を傾けるべきでしょう。それがつかめるまでじっと耳を傾け、いわばパズルのピースをつないでいく作業をします。もしつながらないところがあれば率直に質問を続けるべきでしょう。多少ぶしつけと思える質問でも、患者さんにこちらの質問の意図が伝わるならば、率直に答えてもらえるでしょう。そうしてパズルの全体像がぼんやりと見えてくるのに十分しかかからない場合もありますし、五十分でも終わらないかもしれません。いずれにせよ全体像がつかめたと思ったら、患者さんに対してそれを簡単にまとめて、「大体こういうことでしょうか？」と自分の理解が的を射ているかどうかをたずねます。少しピントがずれているなら、もう少し説明してもらい、また同じことを繰り返して行きます。

患者さんの持つ問題についての感触がつかめた時点で、療法家の頭の中には、それに対して自分が何をどこまでできそうか、ということもセットとなって浮かび上がってくるでしょう。ある程度の治療経験を積んだ療法家であれば、それは自然なことです。なぜなら過去に同じような悩みを持った患者さんに対して自分がどのように対応し、それがどのような結果を生んだかという記憶をいくつか持っているはずだからです。そこで今度はそれを患者さんに伝えることになります。

以上のプロセスが進行する場合は、実際の初回面接では、たとえば次のような会話がなされることになります。
療法家：「なるほど、そうするとあなたにとっての問題は、いつも友達が自分を嫌いになるのではないか、と気にしてばかりいる、そしてかえって自分が出せなくて苦しくなる、ということですね」
患者：「そうです……。こんな自分を変えることはできるでしょうか？」
療法家：「そうですね。これからしばらく定期的に会ってお話を伺っていくことで、何らかの切っ掛けがつかめるかもしれませんね。どの程度あなたの悩みが解決するかは、ケースバイケースでしょう。でも一緒に話し合っていくことで何かの助けになれる可能性があると思います」
ちなみにこの療法家の対応はあまり自信ありげには聞こえないでしょうが、あくまで療法家が感じたままを伝える場合を示しています。療法家によっては、治療により問題を解決できる見通しが、もう少しはっきり得られるかもしれません。すると次のような言い方になるでしょう。
療法家：「しばらく話し合っていくうちに、きっとあなたの悩みも解決していくでしょう。いい方向に行くと思いますよ」
またもし患者さんの話を聞いても訴えが依然としてあいまいな場合は、こういう対応があるでしょう。
療法家：「なるほどあなたにとってもうまく表現はできないにしても、自分の何かがおかしい、人との関係で苦しい思いをする、そんな自分を変えたい、ということと考えてよろしいのですね。そしてそれを誰かと話すことで、何らかの解決の糸口が見つかるのではないか、と思っていらっしゃるわけですね」

また患者さんの訴えはつかめるとしても、療法家として何ができるかがはっきりしない場合は、次のように言うことができるでしょう。

療法家：「今の時点では、私がどのような形であなたの助けになりうるのか、私と会うことで果たしてその問題が改善するのか、ということはわかりません。ただしばらく定期的にお会いすることで、どのような形で治療が進んでいくのかがだんだん明らかになっていく可能性があります」

あるいはこのような対応もありえます。

療法家：「お話をお聞きしたところでは、抑うつとか不安が非常に強いわけですね。私が定期的にお会いすることでどの程度症状が改善するかは、何ともいえないところだと思います。むしろ精神科的な薬を用いることである程度苦しさがおさまった時点で、また精神療法を考えたほうがいいのではないかと思いますが」

この「会って何かが助けになりそうだ」とか、「ちょっとこれは無理かもしれないな」という判断には、それこそ療法家の直観が関係していることになります。ただし経験者の直観ほど危ないものもありません。ベテランであるだけに自分の直観を過信しやすく、ほかの可能性を計算に入れなくなる傾向があるからです。直観はあくまでも「〜という見方もありえる」という選択肢を増やすために用いるものと考えるべきでしょう。

ところでこの後者の自信無げな答え方をする前に、ひとつ重要な点を考慮しなければなりません。それは患者さんはしばしば治療者に対して非常に大きな期待を抱き、理想化するということです。そして「私があなたを助けられるかどうかわかりません」という言葉は「私は治療者としての自信がありません」と言っているように聞こえ、患者さんは大きな失望を体験する可能性があるのです。その際治療者の方では、「自分は率直に考えを伝えたのだ。それが患者さんのためにもなるはずだ」と悦に入っているかもしれませんが、その間に患者さんは別の治療者のところに行ってしまうこともあり得ます。ですから、治療がうまくいく可能性について言葉を濁した際に患者さんが怪訝そうな顔をした場合は、同時に次のような言い方をしてアフターケアをしておくことも非常に大事です。

「もしかしたら、今の私の話を聞いて、『何かこの療法家は頼りないな』とか、『自分に自信がないのかな、もっとはっきり治せると言ってほしいのに』、とかお考えかもしれませんね。もちろん「私との精神療法によりきっとよくなるでしょう」と心から言えればそれに越したことはありません。ただし心の問題は非常に複雑であり、心理療法がたどる経過も人によってそれぞれ非常に異なるものです。多くの場合は、ある程度治療が進行した上でなければ、それがうまくいくかどうかがわからないものです。つまり私と試みに精神療法を始めることで、もう少し確かな感触がつかめる可能性があります。その時点で改めて治療を続けるかどうかを決めることになるでしょうね。ただしいずれにせよ私はべストを尽くすことをお約束いたします」

ちなみにこの「ベストを尽くす」と伝えることは余計なことのように感じる方もいらっしゃるでしょう。もちろん患者さんに対して安易に保障を与えることには大きな危険が伴います。しかしここでは「あなたの症状を治す」と約束しているわけではありません。療法家が個々の治療にベストを尽くすことは当たり前のことです。しかしこれを改めて言葉で伝えることで、患者さんの苦しみの助けになりたいという真剣な気持ちが伝わるとしたら、それは非常に重要なことだと考えます。ただしかえって安請け合いという印象を与えてしまうとしたら、これは考えものでしょう。

▒構造設定や治療契約をどうするのか？

さて、初回面接で治療契約のことを話すのは性急かもしれませんが、場合によってはとんとん拍子に話が進むこともあるだろうとも申しました。ただしこの場合にいくつかお話しすべきことがあります。

まずこれは精神分析的な考え方をとる人に特に当てはまる傾向にありますが、初回面接からすでに治療のやり方を一方的に決めてしまい、受身性や沈黙を守って時間が来たらセッションを終える、ということをいきなり始めてしまう態度は問題でしょう。これは極端に聞こえるかもしれませんが、これがむしろ精神分析における初回面接の態度として薦められるという伝統もあったのです。その理由は、最初にいろいろ説明することで、患者さんに余計なバイアスを与えてはいけない、ということでした。

ところで先ほど私は初回面接を特別扱いするべきではない、と言いましたが、理想を言えば料金については第二回以降の面接とは別として考えるべきでしょう。余裕があるのであれば、初回は短めにする代わりに料金は取らないという手だってあります。何しろ構造も料金も最初は決まっていないところから会うのですから。もちろんクリニックによっては、療法家とアポイントメントを取り、会うこと自体に対して料金を請求する決まりになっている場合もあるのでしょうから、その場合は無理でしょう。そしてもちろん次回からは患者さんはある程度責任を持つことになります。つまり初回には少なくとも次回以降もセッションがもたれる場合を想定して、時間や料金についての当座の大まかな了解事項が必要でしょう。また次回からは、患者さんの家族構成や生活歴等についての基本的なデータが必要になること、そのために最初の二、三回は体系的に質問をして、記録を取る必要があることなどを説明しておかなくてはなりません。私は基本的には、この段階で療法家が患者さんと会いながらノートを取るかどうかというのは、あまり本質的な問題ではないと考えています。ちなみに私はこのデータ収集の段階では患者さんと協力しながら記録を取るくらいの姿勢をとります。

▩ 最後に――精神医学的な診断をどうするか？

本章の最後に、診断についてひとことお話ししておきます。初回面接で見立てを行なう際に、その患者さんの精神科的な診断をどうするか、という問題があります。これは端的には初回面接の記録に診断名を記入するかどうか、という具体的な問題になって表れるでしょう。

これに対する療法家の考えは大きく二つに分かれるようです。それを重視する立場と、本質的な問題ではないとして軽視する立場です。私も精神療法の患者さんの病歴のサマリーに患者さんのＤＳＭの診断名を挙げたところ、あるスーパーバイザーに「心理療法に診断名はいらない」と言われてしまいました。そこで後に次の症例について別のスーパーバイザーに診断名を記入せずにサマリーを提出したところ、今度は「どうして診断名が入っていないんだ？」と言われました。ちなみに二人とも同様に精神科医でもある教育分析家です。つまり精神分析のエキスパートという同じような立場でも考え方はこれほど違うのです。

もちろんその臨床の場で用いられているレポートのフォーマットが決まっているのであれば、診断名を記入するかしないかは選択の余地はないのかもしれません。しかしそれを書き入れるかいなかにはかかわらず、私は療法家が精神医学的な診断を少なくとも頭の中で考えておくことは非常に重要だと思います。あるいは少なくともこれからますますそれが必要になっていく可能性があります。近頃わが国でもインフォームド・コンセントやカルテ開示の問題が議論されていますが、精神的な問題が精神療法で解決するのか、それとも薬物等の別の手段がより有効と考えられるかについての療法家の判断がますます要求されるようになっていくでしょう。これはアメリカでの話ですが、うつの患者さんが洞察的な分析療法を続けているうちにさらに悪化し、後に別の医師から抗うつ剤をもらってすぐに改善し、そのことで最初の病院を訴えた、という有名な例もあります。

私は本来診断は一種のラベル貼りであるという思いを持ち続けています。病名をAと呼ぶべきか、A'とするべきか、といった細部にわたった議論はしばしば不毛なものと思います。ただそれでもうつ病圏なのか、躁うつ病圏なのか、それとも潜在的な精神病のプロセスが見られるのか、といった大まかな目安を付けることには役に立つはずです。

以下に療法家が精神療法の開始の際に明らかにしておくべきだと考えられる精神医学的な問題点を挙げておきます。もちろんそのような見立てがすでに(別の)精神科医によりなされている場合にはそれを拝借するか、あるいは少なくとも参考にすることもできるでしょう。

1. 患者さんの薬物乱用や、身体疾患の既往。患者さんの示す症状がこれらとどのような関係を持っているかを知っておくことは重要です。
2. 患者さんの躁状態や精神病的症状の既往。治療が進むにしたがってさまざまな退行症状が出現した場合、それが患者さんが本来持っている基礎疾患の再燃であるのかどうかを知る上で重要です。

3. 過去の自殺企図ないしはアクティング・アウトの既往。これも退行がもたらすさまざまな問題に対応する際に大切です。

4. 食行動障害、強迫症状、ないしはPTSD等の外傷性の障害に関する症状、あるいは解離性の症状の有無。これらは多くは患者さんが積極的に語らないものの、その精神生活に重要な意味を持っている可能性があります。

第四章　療法家は自分を表してよいのか？

この章では、療法家の個人的な情報が患者さんに伝わるということについて考えてみます。これが少し難しい言葉で言えば、治療者の「自己開示」と呼ばれる問題です。治療を開始してかなり早いうちに直面するのが、「療法家としてどこまで自分のことを話すか、ないしは表現するか？」という問題です。これはそれこそ初対面の患者さんに自己紹介をする時点ですでに問われるべきことかもしれません。

実際に治療が始まった段階では、療法家はいつでも「どこまで患者さんの質問に答えるか？」という具体的な疑問を持つ可能性があります。「患者さんに歳を聞かれましたがどうしたらいいでしょう？」「結婚しているかどうかを聞かれたのでとっさにはぐらかしましたが、それで良かったのでしょうか?」などの療法家の真剣な質問に対して、「そんな問題になぜ悩むのだろうか?」と思う方は、よほど達観した療法家か、あるいは精神分析的な考え方になじみのない人(もちろんそれがいけないといっているわけではありません)のいずれかでしょう。療法家の匿名性や隠れ身といった原則は、それを守ることがフロイト流の精神分析においてはかなり強調されてきました。そしてそれなりの根拠もあったのです。

フロイトの打ちたてた精神分析理論に従えば、療法家は患者さんの目から見てできるだけ真っ白なスクリーンのような存在でなくてはならないのです。そうであって始めて患者さんは自分の無意識を映し出すことができると考えられたわけです。この理論はきわめて大きな説得力を持っているため、現在でもそのような匿名性や隠れ身の原則を信条にしている療法家が少なくありません。精神療法にはさまざまな種類がありますが、その多くが源流を精神分析にさかのぼることができるため、療法家が自分のことを患者さんに話すことは一種のタブーであると教えられる傾向があり、それを守ってきた療法家もそれだけ多いのです。そして確かに療法家が自分のプライバシーを持ち込むことで不用意に患者さんとの距離を狭めることには、倫理的にも多くの危険が潜んでいるのも事実です。

しかし現在の精神分析は、この問題に関して新しい方向性を見出しています。それはこの隠れ身の原則はフロイトが強調したほどには絶対的に治療的な意味を持つとは言えないだろうと考える方向です。そしてより柔軟な考え方、つまり「質問に答えるか答えないかは大して重要な問題ではない。患者さんがそのような質問をする背後に何があるのかについて模索することのほうが大切である」といった意見が優勢を占めつつあります。ただし先ほども述べたとおり、この考え方もどこか、療法家の個人的な情報が患者さんに伝わることについては及び腰で、それは起きたとしても仕方のないこと、取り返しのつかないことではないこと、というニュアンスが伝わってきます。

他方、精神分析とは異なった起源を持つ精神療法においては、治療者が自分のことについて語ることには特にとやかく言わないのが普通です。行動療法などはその例ですし、アルコールや薬物のカウンセリングでは、療法家がいかに自分たち自身が薬物依存から立ち直ったかを語ることが、治療のかなり重要な位置を占めています。

さらに精神療法を離れ、クライエントを扱う機関一般について考えたならば、非常に頻繁に、サービスを供給する側が自分のことを自然に話すことを私たちは体験上知っています。

たとえばある日私が転んで前歯を折ってしまい、憂うつな気持ちで歯医者さんを受診すると、彼は「ああ、うちの息子も何年か前にちょうどこんな感じで前歯を折ったんだよ。でもブリッジをつけてあげたら何とかやっているよ。君のもそうすればいいよ」と言ってくれました。さらに私のホームドクターも、何らかの定期的な検査を薦めてくれる時は、私と同年輩のこともあり、「これは僕も去年したんだよ。全然苦しくなかったよ」などと話してくれます。このように言われた私はなんとなくほっとするわけです。

彼らは精神療法家とはことなり、自分のことを話題にする際に治療的な意味を意図的に含めることはほとんどないでしょう。それはちょっとした思いやりや患者を安心させたいという気持ちから出てくるものかもしれませんが、むしろ彼らにとっても患者とのおしゃべりは息抜きになっているのではないか、という印象を受けることもあります。しかしそれでもこういう話は患者にとってたいていの場合は役に立ちますし、サービスをしてくれる側をより身近に感じることに貢献します。精神療法家だけがしかつめらしく、何も自分のことについて語らない、というのは、少なくとも精神療法と一般の医療やサービスを特に区別しない患者さんの側には、かなり奇異な印象を与えることも少なくありません。

療法家の隠れ身について考える上での五つの指針

さてここまでの私の記述からお察しのとおり、「療法家が自分を表していいのかという問題に関しては、どちらを選択しても一長一短があり、ケースバーケースである」というのが私の立場です。患者さんに話すことが適当な内容もあれば、明らかに不適切なものもあります。一概にその是非を決めることはできません。それこそその場面に立った療法家が独自に判断すればいいことです。しかしその際、以下に述べるような原則を心にとめておくことをお勧めします。原則といっても堅苦しいものではなく、むしろ自分のことについて語るかどうかを考える上でのヒントという程度に受け取ってください。

1．療法家が自分のことを話せば、多くの場合患者さんはそこに人間味を感じ、身近な人のように感じるであろう。療法家が近寄りがたい存在であることが治療の妨げになっている場合には、これは治療を促進することになる。

2．療法家が自分の体験を話すことは、その言葉に真実味や重みを与えることにもつながるであろう。

3．ただし療法家が自分について話すことで、焦点が一時的にではあれ療法家の側に移ってしまうことになる。

4．療法家のことを知らないことで、患者さんの想像力は掻き立てられ、療法家の存在が神秘的なものに感じられることもある。それらは治療的に作用する場合がある。

5．療法家が自分のことを話すことを控えることは、患者さんとの関係に境界、枠組み、ないしは構造を与えることにもつながる。

6．療法家が自分を示すことで、療法家の権威やカリスマ性は多くの場合減ずることになる。もし療法家の持つ威厳や貫禄により、その言葉が強い示唆となっていたり迫力を帯びていたのであれば、それらの効果が減少するであろう。

できるだけ簡単な指針を示そうと思いつつ、結局六つの項目になってしまいました。それに幾つかは部分的に重複した形になっていることもお気づきでしょう。それはこの問題が極めて複雑な要素を含んでいるということを意味しています。実は私はここに七番目の項目として、先ほど述べた現代的な考えを付け加えようとしました。つまり「患者さんが療法家に個人的なことをたずねる場合は、それに答えるかどうか、という問題よりは患者さんがなぜそれをたずねるかを探るほうが重要である」ということです。しかし結局はそれを取り下げてしまいました。一見理屈にかない、精神分析の精神にも見合ったこの七番目の指針をここに挙げる気になれないのは、私自身の個人的な好みの問題かもしれません。

はっきり申せば私自身はこの、「あなたの心の奥底にあるものを探ってみましょう」という手の姿勢が、どうも性に合わないのです。精神分析は心の深い部分にあるものを扱うことだということに関しては十分納得しているのにもかかわらず、です。もし患者さんからの質問に答える代わりにこの問いを発するとしたら、それは別の意味でまだこの匿名性や隠れ身の原則にとらわれていることになるでしょう。「私は患者さんの質問に答えてしまうかもしれません。でもしっかり無意識の探求をしているのですから、それは正当化されるべき行為です」という言い訳のように感じます。

私自身は患者さんが療法家に向ける疑問や質問の多くは当然のものであり、それに答えるのが自然な場合が多い、という立場をとっています。そこでいちいち立ち止まるのは時間の無駄である場合が少なくありません。それでもどうしても療法家自身が明かす気になれない部分、患者さんが立ち入ることのない部分は残ります。そのことは患者さんも十分知っていますし、尊重してくれるものなのです。

たとえば分析家が一週間ほど地方の学会に出席するために治療を中断するとします。そこで患者さんに「来月の第一週は、治療を休みます」と伝えたとします。当然のことながら、患者さんの心には、「へえ、どうしたんだろう。どこかに旅行かな？」などの考えが浮かぶでしょう。そして「そうですか、どこかにお出かけですか？」と何気なく治療者に尋ねたとします。その時分析家が、それに直接に答える代わりに「私がどこに行くかをどうしてお聞きになるんでしょうか？」と聞くのはいかにも不自然です。「私の個人的なことは聞かないでください」と言っているようなものです。しかし「私はちょっと地方の学会に行くのです。しかしあなたがどうしてこのことを聞いたかが大切なのです。いっしょに考えましょう」と言ったとしても、やはりぎこちない応対の仕方に聞こえるでしょう。このような応対により、「そうか、私はこんなに療法家のことが気になるんだ、どうしてだろう？」と内省に向かう患者さんが一割いたとしても、残りの九割の患者さんは「またいつものお決まりの答えが返ってきたな」とか「やはり個人的なことは聞かない方が無難だな」などという反応しかしないでしょう。

「どこかに旅行ですか？」という質問は、たとえば「先生は本当に私の話を聞いているんですか？」とか「先生にとって私はただの患者さんの一人なんですか？」というような、いかにも切羽詰った質問とは異なります。前者のような質問はすんなりと簡単に答え、治療を先に進めるのもひとつの方針でしょう。後者のような重要な質問、答えようにも容易に答えることができず、そのような問いがどこからくるかが本当に重要な質問が、この先いくらでも待っているからです。

▒療法家の自分は、はじめから出てしまっている

最近ではこの匿名性についてもう少し別の考え方を持っている分析家もいます。それはある意味では療法家の姿はいつでも最初から患者さんにさらけ出されてしまっている、というものです。これはアメリカの精神分析において最近関心を集めている「間主観性理論」や「関係理論」において提唱されていることですが、新しい理論というよりはむしろ、とても常識的なことを述べているともいえます。それによると、療法家が自分の情報を伝えまいとする努力自体が、すでに自己表現であり、患者さんに自分の意図を伝えているということになります。その意図とは「私は自分のことはあなたに話しませんよ」とか、「匿名性の原則に従うことが療法家の役目ですよ」というようなメッセージであり、それにより自分の属する学派や、自分の信じる治療方針を表明してしまっていることになります。ある間主観性理論を提唱する分析家は、この事情を「隠すことは表すことになり、表すことは隠すこと

である」と表現しています。つまり隠すという作業がすでにある態度表明である、というだけでなく、何かを表現することは、それにより何かを表現しなくてすむという意味では、同時に何かを隠すことにつながるというわけです。

何か禅問答のようですが、ここにはある真実が含まれています。古典的な精神分析はその治療設定自体が療法家の信じる理論の表現でありながら、療法家はその姿を一切消しているかのごとく信じ、そうふるまうという矛盾を抱えているのです。

ただしこうは言っても、私は古典的な精神分析を全面的に否定しているわけではありません。矛盾を含まない理論など存在しません。それに本来治療は何らかの原則ないしは枠組みを必要としているのです。それが衝動を抑える役目を果たしてくれるからです。またそれだけではなく、私たちの営み一般はそれに枠組みを与えられることで安心感とその中での自由を獲得する可能性もあります。「治療者はどこまでも自分を表現してよろしい」と言われると、かえってどう自分を律したらよいかがわからなくなり、困ってしまうかもしれません。先ほどの間主観性理論に基づく分析家の言葉を真似するならば、「制限することは解放することで、解放されることは制限されることである」という逆説がここにあるわけです。

結局、療法家が自分を表現するか、隠れ身を用いるかは、そうすることが果たして患者さんにとって役に立っているのだろうか、という観点に立って、個々の療法家自身が判断するべきことなのでしょう。ここにもまた明らかな原則などないのです。ただしこれは療法家の自己開示の問題について簡単な答えを提出しているようで、実はそうではありません。その答えの簡単さと引き換えに、いったい何が「患者さんに役に立つ」のかという、より本質的で、かつ極めて複雑な問題へと私たちを向かわせるからです。

第五章 精神療法に技法（テクニック）はあるのか？

本章では少し理屈っぽい話をさせていただきます。もっともこんなことを言うと、「あなたの話はいつも理屈っぽいじゃないですか！」と言われそうですが。

これまでの四つの章で扱ったテーマに比べれば、本章のテーマ「精神療法に技法はあるのか？」はたしかに理論的でとっつきにくい響きを持つでしょう。ただしこれは療法家の方にとっては大いに興味をそそるテーマでもあるはずです。というのも希望に満ちた療法家なら、少しでも高いレベルの臨床技術を身につけ、よりすぐれた療法家になることを望まない人はいないだろうからです。その意味では本章の内容は、第二章の療法家としての向き、不向きというテーマとも関連しています。

私たちが日ごろ出会う患者さんはしばしば、「あの療法家には非常に感謝しています」とか「私の療法家は全然わかってくれませんでした」という形で、自分たちの過去の治療体験を伝えてくれます。それを聞くたびに、私たちは「どうしたら患者さんたちが満足できるような療法家になれるのだろう？」と考えるものです。

もし精神療法が一種の技術であり、トレーニングによりそのレベルを高めることですぐれた療法家になれるのなら、その道に精進する意欲もわくというものです。逆に精神療法家になるために具体的に学ぶべき技術的な側面が何もないなら、希望に燃えた駆け出しの療法家たちは何から手を付けてよいかわからず、大いに当惑することでしょう。

果たして治療とは技法か否か、本章はそのようなテーマについてです。

■私にも腹話術ができるのだろうか？

先日ビデオでいっこく堂の腹話術を見て、いつのまにか「自分もあんなにできたら面白いだろうなあ」とつぶやいていました。口を閉じながら、パ、ピ、プなどの破裂音がどうして出せるか、どうしたら「時間差」の腹話術が可能なのか、理屈から考えてもまったくわかりません。彼の口が何か特別な構造をしているから、あるいは生まれつき特別な才能を持っているからできるのであって、私などには絶対できない、といつのまにか思い込んでいました。ところがそれからしばらくして、彼自身がトレーニングにたいそう苦労したという話をすると、それを聞いた私は不思議なもので「そうか、トレーニング次第で自分にもできるのかもしれないな」と、思うようになりました。

私たちは非常に優れた技能に接した時、始めはそれを別の世界の人が行なっているように感じます。ところがそれが技法であり、そこにいたるステップが具体的に示されると、その技能が急に身近なものに見えてくるのです。

さてお気づきのように、私はここで技能と技法を使い分けています。技能とはある種の特別な能力であり、技法とはそのうち習得するための具体的な方法が示されるもの、修練によりそれを得られるものという意味で用いることにします。つまり技能は技法を含んだ、より大きな集合ということになります。技能と技法という言葉が一般に必ずしもそのように使い分けられているとは限りませんが、ここではそのような含みを持っているとお考えください。

▩技能には三種類ある

世の中には練習に通い、先生の教えに従い、テキストを読み、試験を受けて合格すれば、特別な才能がなくても、ある程度までは確実に技能があがっていくものがあります。これを技能の第一のカテゴリーに入れましょう。つまりここに属する技能は、技法的な側面を多く含んでいるということです。

ここに入るものとしては、たとえば受験レベルの数学や英語、料理、自動車の運転など、数え上げればきりがありません。囲碁や将棋も、武道も、少なくとも初級から中級の段階はこれに属するでしょう。

三島由紀夫が努力だけでいくつかの武道の段級位を取得したという話がありますが、極度の運動音痴であったという彼も、反復練習で何とかなる技法的な面だけは伸ばすことができたわけです。

技能の第二のカテゴリーには、上達のためのステップはいちおう示されてはいますが、地道にかつ熱心に練習するだけではどうしても獲得のできないようなものを含めます。

ここに含まれるものの中には、大人になってからバイオリンや外国語を学ぶ時のように、いくら努力をしても初歩やせいぜい中級以上には進めないような技能が入ります。これらは幼少時に始めたならば、思春期にも満たないのにトップレベルにまで達してしまう可能性のあるものです。

この第二のカテゴリーにはまた、第一のカテゴリーに含まれていたものの上級レベルが、ことごとく入ってしまうかもしれません。どのような技能も、一流のレベルに至ることは至難の業だからです。しかし人はそれらが努力次第で獲得できるという希望を持ちがちです。だからこそ、たとえば世の中には英語上達法の本があふれているわけです。

この第一と第二のカテゴリーに属する技能の違いは、たとえて言えば、高い山に登るようなものです。始めはなだらかで、誰でも時間をかけてこつこつと登っていけば、ある高さまでは到達できます。

この段階が技能の第一のグループに相当します。しかし頂上に向かうに従って道は急峻になり、並外れた体力や才能が備わっていない限りは、一定以上登ることができません。これが第二のグループにあたります。

さて第三のカテゴリーには、この第一、二に含まれない一切の技能を含めることにします。これらはそれを獲得するための技法というものがはっきりとした形で存在しないような技能です。たとえば発明や創造性、包容力、指導力、母親としての機能、先生やコーチとしての能力、共感能力や予知能力、はたまたうまく人に甘える能力、人を欺いたり操作したりする能力などはこのカテゴリーに入るでしょう。

この第三の種類の技能については、技術的な側面は希薄であり、集中的な修練が必ずしも必要とは限りません。そのかわりその人の経験の質や広がりが大きく関係している可能性があります。ただし経験はそれによりその人が技能を新たに獲得したというよりは、それが発現するのを可能にしたというニュアンスがあります。つまりその技能の核になるような才能や資質は最初からその人のどこかに存在していたと考えられるのです。

さらにはこの第三の種類の技能には、運とかめぐり合わせが大きくものを言う場合もあります。つまりその技能が特定の状況でたまたま偶然に発揮された、あるいはそれを評価する人に運良くめぐり合えた、ということが起き得るのです。

その意味ではこの第三の技能には、それを純粋の技能と呼ぶことができないようなものも含まれるかもしれません。それらに関しては評価も人によりかなりバラつきがあるでしょうし、その評価の基準を具体的に示すこともなかなか難しいのです。

さて私が主張したいのは、精神療法家が備えるべき技能とは、第一、第二の要素を無視できないとしても、その主要部分が第三のカテゴリーに属するだろうということです。それは非常に漠然とし、状況に左右され、またその能力の高さを測定することが非常に難しいのです。しかし精神分析の歴史は、療法家の技能が第一、あるいは第二のカテゴリーに属することをそもそもの前提としてきたという伝統があるのです。そして現在でもそれを信じている療法家は沢山います。

精神療法が技法であると考えられた歴史

精神分析を一種の技法として広めようとしたのは、ほかならぬフロイトでした。フロイトは基本的には精神分析を、患者さんの無意識を明らかにする技法と考えていました。フロイトの名を高めた一九〇〇年の「夢判断」は、夢の分析を通して無意識を解明するための手引書という意味を持っていました。また実際に自分が分析をしてもらうこと、すなわち教育分析を受けることも、技法を身につけるために必須の条件と考えたのです。

フロイトが初期に考えた分析家としての技術とは、平たく言えばこうです。療法家は患者さんの夢や連想を聞きます。そしてそれらがどのような無意識内容を象徴的に表現しているかについて、自分の知識と経験をもとに、「解釈」と呼ばれる一種の心の謎解きを行ないます。そしてこの謎解きがどれだけ正しくできるかが、分析家の技能と考えたわけです。

どんな例でもいいのですが、たとえば患者さんが「人に自分の裸を見られて恥ずかしい思いをする夢を見ました」と報告したとします。療法家はそれに対して「それは逆に人から注目されたいという願望をあなた自身が防衛していることの表れでしょう」といったような解釈をするのです。(ちなみにこれは、この夢から考えられる解釈のほんの一例です)。そしてこの解釈が、患者さんが抑圧し、そのために症状を形成しているような無意識内容をどれほど的確に捉えているかが、患者さんが治癒する上での重要な条件であると考えられたのです。

フロイトの死後もその理念を推し進める形で精神分析のトレーニング体制が整えられ、世界の各地に分析協会という組織が生まれました。分析家になることを目指す人はそこに所属して症例をいくつか持ち、その治療に関するスーパービジョンを受け、分析理論の授業に出席し、また自分自身が数年にわたる分析を受けるのです。この精神分析家になるためのトレーニングは、少なくとも米国では心理療法の資格制度の中でもっともシステム化され、また時間とお金がかかるものとして、現在まで受け継がれてきています。（ただしわが国ではまだ分析協会の数も少なく、その機能も十分に整備されるに至ってはいません）。

この間に精神分析の治療論は学派によりさまざまに異なる形で発展して行きました。米国では一昔前に比べると精神分析のトレーニングを希望する人は医師の間ではかなり減って来てはいますが、それでも医学以外の分野から精神分析に興味を持つ人々が依然として分析協会の門を叩き、その存在を支えています。そして少なくとも数年はかかるトレーニングを無事終えて分析家の資格を取り、さらにはそれから先も厳しいトレーニングを経て教育分析家の資格を得ようとがんばる人たちもいます。

このような動きの全体を支えるのが、「精神分析療法は一種の技法であり、それはトレーニングを経て獲得することが可能である」という前提です。そこには精神分析家になろうとする意欲と忍耐力、そしてある程度の知性や洞察力を備えている人なら、訓練により無事分析家になれるのだという共通の認識があるのです。

ところがもし精神分析療法を行なう技能が第三のカテゴリーに属するとしたら、大変困ったことになってしまいます。もちろん誰でも努力しさえすれば資格をとることはできるかもしれません。しかし資格をとっただけでは獲得できないような本当の意味での臨床の力というものがあり、そこに特殊な技法が関与せず、むしろその人の持つ一種の才能に依存したり、その人の置かれた人間関係その他の状況により大きく影響されるとしたらどうでしょう？　より良い分析家になることを目指す人は取り付く島のない思いをするでしょう。

■療法家になるためのトレーニングは効果がないのか？

私が精神分析家としての技量の大部分が第三のカテゴリーに属するという可能性について述べたからといって、それが含む技法的な側面をすべて否定するつもりはありません。しかしそれでも伝統的な教えを守る精神分析家たちの一部からは白い目で見られそうです。ただし私がこのような主張をすることには根拠がないわけではありません。

精神分析は長期にわたって行なわれるために、コントロール群等を用いた、バイアスのより少ない調査をすることが非常に難しいという事情があります。しかし短期精神療法に関しては、数多くの調査が行なわれています。ところがそれらの多くは、療法家が技術的なトレーニングを行なうことが、患者さんの症状の改善に貢献するようだ、というぐらいの結論しか出せていません。そして研究結果の中には治療が技術であるという考えを実質的に否定するようなものもあります。

たとえばこの分野での第一人者のハンス・ストラップは、自ら行なった実証的な研究から次のような結論を出しています。

「そもそも治療技術は容易には獲得できないのである。特別なトレーニングを経た後も、療法家ごとに極めて大きな個人差が存在する。そして有能な療法家として評価された人とそうでない人を分けようとしても、その違いは非常に微妙で、困難を伴うことなのだ」

つまりストラップによれば、精神療法においてはそれがうまい人と下手な人という区別さえも非常にあいまいであり、トレーニングを経た療法家ほど優れた技能を発揮するといった考え方そのものに疑問を呈するような研究も少なくないということです。

このストラップの主張は私には半信半疑ながらも、妙に説得力があるようにも感じます。もちろん患者さんとの相性によっても大きく左右されるのでしょうが、一般的に言って療法家としての力は、どれほど患者さんの治療に希望をもっているのか、どの程度情熱を注げるのか、ということと大きく関係してきます。実際に療法家として最も力を発揮するのは、その仕事を始めてから数年の、まだエネルギッシュで希望に燃えた時期である、と主張する人もいるほどです。

さらには治療に対する情熱、患者さんとの関係性の持ち方などは治療者の本来持つ人間性、人格と多く関係していることになります。そして人格の基本的な特性は、トレーニングや経験などをいくら積んでも大きく変わる性質のものではないのです。

私も本章の最初に「療法家は高い技術を目指すものだ」というような言い方をしましたが、そもそも優れた老練の療法家、カリスマ療法家、といった考え方がファンタジーである可能性があります。年数をかけて経験を積んだ療法家がそれだけこの道に熟達していると考えるのは、単に私たちの願望を反映しているだけかもしれません。

ここで脱線ですが、私は「人気者で行こう」というテレビ番組が少し前までもっていた、あるコーナーが好きでした。「有名人格付けチェック」というそのコーナーでは、各界の「一流」と呼ばれる人が、世に一流といわれているものを見分ける力を試すのです。たとえば高価なワインと、安物のそれをラベルを隠して飲み比べて、誰がその違いをわかる本当の「一流」かを競うわけです。そこでは社会的に評価を受けている人や物とそうでない物（たとえば高級品と安物、本物と模造品など）の価値（ワインの味、器楽演奏、料理あるいは写真技術など）がいかに客観的には識別しにくいかを、痛快なまでに暴露してくれました。

ストラップの主張を受け入れるならば、精神療法家などは、この「人気者で行こう」に出演して患者さんと話をしてもらっても、誰が「一流」かは視聴者どころか出演者自身にも、企画者にも決められないということになりかねません。

療法家としての価値は、患者さんが面接室で一対一の時間を過ごし、「わかってもらった」「大切なことを気づかせてくれた」とどれほど満足するかにより決まってきます。しかもその満足感は、一回や二回の面接だけでは容易には達成できない場合が多いでしょう。それにどの患者さんがどの療法家との治療で満足するかは極めてまちまちだという、いわゆる相性の問題があります。ストラップの言う「療法家の間の個人差」とは、どのような患者さんとの治療ならうまく力を発揮できるかがさまざまに異なるという意味をも含むのです。

■しかし趨勢は、精神療法のマニュアル化に向かっている

以上お話ししてきたことは、簡単に言えば「精神療法は技法以外の多くの要素を含むであろう」ということでした。これは療法家を育てるためのトレーニングシステム、すなわち授業やそこで用いる教科書やスーパービジョンなどについて、その有効性にはそれなりの限界があるということを意味します。

精神療法の治療効果に関するさまざまな研究は、この事情を間接的に示しています。米国には四百種類以上（誰が数えたのかはわかりませんが、よく出てくる数字です）の精神療法が存在していると言われていますが、どれをとっても別のものに比べて決定的に効果があるという結論を出せないという事情があります。そしてその中には、精神分析も、精神分析的な精神療法も含まれます。少なくとも患者さんの症状を軽減するかどうかに関しては、精神分析が他の療法に比べて優れているという結果は出ていません。むしろ本来精神分析に対抗する形で台頭した、最近はやりの認知行動療法のほうに軍配が上がり気味というところがあります。

もちろん特定の精神障害、たとえばうつ病にはAの方法が、強迫神経症にはBの方法が他のやり方

に比べて若干優れている、という研究結果は存在します。しかしおしなべて見れば、ある種の精神療法が別の種類の精神療法より一般的に優れているという結果は出ていないのです。

このように精神療法の種類の違いがその効果に影響を与えないならば、それぞれの精神療法が異なった手法と異なったマニュアルを作成して、そこに書かれた細かい規則を守る積極的な根拠もあまりなくなってしまうのです。もちろんそれらは一定の構造を提供してくれるという意味はありますが。ただしそれは社会がマニュアルを必要としない、ということではありません。むしろ現在では、精神療法はさらにマニュアル化されていく傾向にあるのです。このような傾向は、現在特にアメリカで進んでいる、いわゆる「実証に基づいた医療（evidence-based medicine）」の動きと関係しています。これはわかりやすく言えば「医師等の治療者は、はっきりした手順が示され、それに従った場合に治療効果が証明されているような治療手段を用いる義務がある」という考え方です。

この「実証に基づいた医療」は、もともとは営利企業としての保険会社が「有効だと証明されていない治療法を保険がカバーするわけには行かない」と言ってお金を出し渋るようになったことと関係しています。それにより治療者の側が、「自分たちの治療は実際にこれほど効果があるのだ」ということを、保険会社に対して明らかにする必要に迫られることになりました。一昔前までは、治療者の側が必要だと判断した治療に、保険会社は黙ってお金を出していたのですから、一種の力の逆転が起きたことになります。

この「実証に基づいた医療」の動きは、精神療法の世界にも大きな影響を及ぼしました。ある治療法の効果を客観的に実証するためには、治療者が一律に同じマニュアルに従って治療を行なう必要があります。皆がそれぞれバラバラな方法で治療を行なっていたら、その効果が特定の治療法に特有のものだということを示せなくなるでしょう。そこでどのように治療を進めるかというマニュアルの作成が必然となったわけです。

精神療法のマニュアルは、患者さんにいかに対応するのか、どのような介入をするのかを細かく規定することになります。そして当然ながら、そのマニュアルに従った治療についての講習会が持たれ、そのトレーニング・プログラムや認定制度が作られる、という方向に向かいます。（事実米国にはこの種のワークショップが数多く開かれています）。それと同時にその療法の提唱者はマニュアルを用いた治療による効果を判定する研究にお金を注ぎ、その有効性を示す研究データをさらに集め、それを糧にしてその治療法の正当性をさらに主張することになります。（ただしこの種のデータはしばしば、他の研究者によるデータとは矛盾するのです）。

ところがこのマニュアル作成の方向は、私が先に示した、現代の精神療法の効果についての考え方とは矛盾します。精神療法においては療法家の訓練とか技術の習得とは異なる要素が非常に多く関連しているという事情が理解されるようになってきたことはすでに見たとおりです。

私は正直言って、この矛盾した現象が将来どの方向に向かって行くのかわかりません。しかしおそらく精神療法のマニュアル化は当分続くのではないかと考えます。これからさらに多くの精神療法が自分たちのマニュアル作りに励むでしょう。そして特定の患者層に絞り、短期間での治療を行ない、限定された治療効果を証明してその療法が社会的な認知を受けることを目指すでしょう。

こうしてたとえばうつ病に対するIPT、PTSDに対するEMDR、ボーダーラインに対するDBT、強迫神経症に対する各種のCBTなどは、特定の精神疾患に対して効果が「証明」され、推奨されるようになってきているのです。(この英語のイニシャルは精神医学の世界にいる方ならご存知でしょうが、そうでない方の場合は、「何とか療法」の「何とか」に相当するものの例、と考えていただければ結構です)。

しかしこれは精神療法の進歩でしょうか？　右記の療法の評価はほぼ定まったと言えるでしょうが、それ以外にも効果が確立していない精神療法は多くあります。それらについて、特定の疾患に絞って、データをさまざまに読み替え(改ざんする、などとは言いませんが)、研究者の持っているさまざまなバイアスを精一杯注ぎ込んで、他の療法に比べた有効性を示すことはある程度可能でしょう。でも現実の患者さんは多くの精神障害を併せ持っていますし、同時に薬物を服用しているでしょう。その患者さんがその特定の治療法によってのみどれほど回復し、どれほど幸せな人生を送れるかは、正確には誰にもわからないのです。

やはり私は精神分析の畑の人間ですから、前出のストラップの主張のほうに真実味を感じます。彼は精神分析家として出発しながら、短期力動療法の研究を重ね、自分自身もマニュアル作りに手を染めた末にこう言ったのです。

「私はマニュアル作りも実際にやってみた。でも最終的にわかったのは、マニュアルに拘束されてしまっては治療の本質的な部分がかえって損なわれてしまうということだ」

▒技法はあまり当てにならないが、経験は欠かせないであろう

精神療法が技法以外の面を多く含み、マニュアルもあまり当てにならないとすれば、療法家は何も訓練の努力をしなくていいのでしょうか？　そうではありません。大切なことがあります。それは療法家が良質の経験を積むことです。

この経験は技法の訓練と混同しそうですが、もっと広い意味での経験を積むことであり、一人の人間として、数多くの患者さんと率直に向き合うことです。この体験が療法家にとって必須なのは、それがひとつのスタイルを与えるからです。患者さんに対する扱いが行き当たりばったりで首尾一貫性を欠き、始終迷っているような状態よりは、何らかのスタイルを持った療法家の方がより高い治療効果をもたらすという報告もあります。

人間は自分のスタイルをまだ持っていないような事柄に関しては、それを最初に行なうのは恐ろし

いものです。これは第三章でも述べたとおりです。生まれて初めてオフィスで精神療法の患者さんと対面した療法家は、自分がどんな顔で、どんな声の調子で患者さんに話しかけるのか、何を尋ねるのかということすべてに戸惑いを感じるでしょう。そしてせっかく持っているはずの包容力も、観察眼も、相手を助けたいという情熱も空回りをしてしまう可能性があります。

その意味では、スタイルを獲得することは、患者さんに慣れるというよりは、患者さんを扱う自分に慣れる、というニュアンスがあるのです。そして良質の経験とは、その人の持ち味が十分発揮できるよう促すようなものなのです。

経験により生まれたスタイルは、その療法家がさまざまな患者さんとのさまざまな臨床状況において、どのように対応するのか、どこまでが自分の限界かについての判断を含むことになります。そのスタイルを獲得することで、新しい患者さんに出会うたびに動揺したり、頭を悩ませたりということが少なくなるでしょう。そしてその分患者さんの具体的に置かれた状況に応じてそのスタイルをどのように変えていくのか、ということに頭を使うことができます。つまりスタイルを確立することは、柔軟性を獲得することでもあるのです。どのような状況でも、自分の土俵に取り込んで処理ができるようになるというわけです。

もちろんスタイルを獲得することにも弊害があります。とんでもない体験がとんでもないスタイルを生んでしまう場合もあります。またそのスタイルが非常に決まりきった、柔軟性を欠くものであっては、（つまり自分自身にとってのマニュアルになってしまっては）、逆に治療にとって障害となりかねません。しかし多くの場合はスタイルはその療法家を助け、ひいては患者さんにとっても助けとなるものなのです。

技法というよりは資質か？

療法家としての技能が第三のカテゴリーに含まれ、そこで問題となるのが技法よりはスタイルや資質だというのは、あまりにも漠然とした話に聞こえるかもしれません。そこでそれらの中身についても少しだけ触れておきます。

私は療法家にとってもっとも大切なのは、率直さと共感性、そして自己省察ないしは自己反省的な態度だと考えます。もちろんこれら全体を支えるような一定度の知的水準や心身の健康度は言うまでもないことですが。そしてこれらさえあれば、あとは療法家は自由に、自分流に治療を進めればいいじゃないか、という立場です。マニュアルに縛られるなんてとんでもないし、もし運悪く厄介なスーパーバイザーにあたって、その顔色を窺いながらの治療を行なわなくてはならないとしたら、精神療法のもっとも大切な部分が損われる可能性があります。

患者さんが抱えている悩みの多くは人生に関するものです。ところが療法家は人生のエキスパートとして患者さんと会っているのではありません。ということは療法家の本質的な役割は、人生の先達として患者さんを教え導くことではないのです。

むしろ療法家にできることは、自分を用いて、自分を鏡にして（そしてその表面のでこぼこを十分に意識しながら）、患者さんに接することです。自分が患者さんの外側にいるということを唯一の足がかりにして、そこから患者さんがどう見えるのか、どこが問題に感じるのか、自らもバイアスの塊であることを前提として率直に語って行くのです。（ここら辺の議論は第一章の「エクストラビジョン」の議論を思い出していただきたいと思います）。その際自己内省的な態度は、たとえば自分がバイアスに流されやすいという自覚を常に新たにしてくれることになります。

また患者さんがどのように見えるかについて率直に患者さんに語る療法家が、同時に共感的な態度を保つのであれば、その率直さが外傷的な結果を生むことはより少なくなるでしょう。

▒最後に――マニュアルから技法を学ぶのも悪くない

ここで本章を書き終えようとしていた時に、最近臨床を始めたばかりという人からの次のような質問を想像しました。

「結局あなたは、『療法家は自由であれ、技法にこだわるな』と言いたいんですね。でも『好きにやれ』と言われるのが一番困るんです。患者さんを前にして、何からどう始めていいか、それがそもそもわかりません。何か具体的に学べる部分がどうしても欲しいんです」

この主張もよくわかります。最初は精神療法のテキストを読まないと不安だった私としては、この質問に対して一言の反論もできません。

そこで私はこの駆け出しの療法家に対して、次のようなアドバイスをしておしまいにします。

「それならいっそ、適当なテキストやマニュアルに従ってみてはいかがですか？　そして一字一句書いてあるとおりにしてみて、それに心から納得できるのであれば、心配せずにそのまま従えばよろしい。その場合はおそらくあなたは非常に幸運だったわけです。なぜならあなたはたまたまそのマニュアルの著者と極めて近い思考パターンや資質を持っていたのでしょうから。でもあなたがその著者と同一人物でないなら、それに従って患者さんの治療を続けて行くうちに、どうしても納得いかない部分、ちょっと書き変えたい部分が出てくるでしょう。そこからあなた自身がそのマニュアルを書き足しあるいは書き直しながら、自分のスタイルを作って行けばいいのです」

私は最初はマニュアルからはじめても、技法にこだわることなくのびのび始めても、結局その人自身の治療ができるようになれば、その行き着くところはあまり変わらないと思います。もちろん私としては、「あなたが率直さと共感性、そして自己省察を重んじる治療態度を失わないのなら」と言いたいのですが、これも私流の「マニュアル」的な主張に過ぎないのでしょうか？

第六章 療法家が「自然に」ふるまうこと

先日しばらくぶりに帰国した折に、日本の若い療法家の方々の話を聞く機会がありました。それを通してつくづく考えさせられたのが本章のテーマです。つまり「療法家が患者さんを前にして自然にふるまう」とはどういうことなのかということです。

私はこのテーマは精神療法に限ったものではないと考えています。人間何をやるにしても、仕事でも趣味でも、型にはめられてやることほど苦しいものはありません。「規則に従わされている」「決められたとおりにやらされている」と思うと窮屈で仕方がないものです。そういう感覚でやることは、ストレスのレベルを一気に引き上げてしまいます。(本書もストレスのないよう、好き勝手に書かせていただいています)。たとえ全く同じことをしていても、自分が自主的に選択してそれを行なっているのだと思うと、それに対する意欲がぜんぜん違ってくるものです。

ところが時々療法家の方々の仕事振りを拝見すると、「どうしてここまで肩に力が入っているのだろう?」と首を傾げたくなることが少なくありません。そしてそのような場合は、患者さんも決していい体験を持っていないことが多いのです。もっと自分の感じ方に自然に従って治療を行なえばいいのではないか、と思うことがしばしばです。

ただし先をお読みいただければわかるとおり、私が本章で論じる「自然さ」とは、このような主観的に体験する「自然さ」以外にも、その人のふるまいを傍から見た際に感じられる「自然さ」という問題も含んでいます。この両者は実は微妙に異なります。たとえば患者さんの側から見て「自然」にふるまうためには、療法家の意図的な配慮や努力も必要になってくるという複雑な事情もあるという、本章はそんなお話です。

▓読者の皆さんにはこのテーマがぴんと来ないかもしれない

ただしこんな書き出しだと、読者の方は次のような反応を持たれるかもしれませんね。

「療法家が自然にふるまうことがどうして重要なんですか? 療法家は患者さんの心を治すプロなんでしょう? だったらプロフェッショナリズムにのっとって、ちゃんと悩みを解決してくればいいんです。自然かどうかなんてどうでもいいことです！」

確かに療法家には、高いレベルの責任が要求されています。療法家は倫理的であり、患者さんに献身的であることを期待されます。その療法家が自然に気の向くまま、好き勝手に治療を行なうべきだと言えば、顰蹙ものかもしれません。

実際私もたとえば歯医者さんや内科の先生にかかる時には、彼らがいかに「自然か」なんて気にしないかもしれません。ちゃんと病気を解決してくれればいいんです。

私は先日も虫歯が悪化して痛み始め、再び重い腰を上げて歯医者を訪れました。私を担当したその老境の歯医者さんは話し好きで、ニコニコ笑いかけ、私に日本のことをたくさん質問してくるなど、いかにも「自然」にふるまっていました。しかし彼に対して私が一番願ったのは次のことです。「とにかく余計なおしゃべりはやめて、真剣に治療に集中してください。ちゃんと、手先が器用な日本の歯医者みたいに、必要なところだけ削って、隙間なく詰めて、痛みをしっかりとってくださいよ」

確かに私は彼に自然にふるまってほしいとは別段思っていなかったのです。

■しかし最低限に「自然に」ふるまえない人もまた多い

しかしこの「自然さ」というのも程度問題なのです。その歯医者さんがいきなり診察室に入ってきてニコリともせず、挨拶もそこそこにいきなり事務的に私の口をこじ開け、ドリルを回し始めるような人なら、どんなに腕がよくても私は逃げ出していたかもしれません。その意味ではその歯医者さんの態度がある程度の「自然さ」や親しみやすさを備えていたからこそ、私は安心して命を預ける（大げさか？）ことができたともいえるのです。

そして私たちの身の回りには、このような「自然さ」が逆に欠けている人もたくさんいます。そのために私たちは不愉快になったり、苛立ったり、人間不信になったりすることがあります。

やっとつかまえたタクシーの運転手さんが極端に無愛想で、行き先を告げても一言も言葉を返してこなかったり、スーパーのレジのおばさんがこちらも見ずに無愛想にキーを打っていたら、それだけでその日一日が暗い気持ちになってしまうことさえあります。

あるいは身近な人の例を考えていただきましょう。親しい友達か家族の誰かに話しかけようとした時に、話を切り出す前にすでに眉にしわを寄せたりするのを見て、「何でこの人は当たり前に、普通に人の話を聞いてくれないいんだろう？」と思ったことはありませんか？

そして皆さんも結構自然さを失っている場合があるかもしれませんよ。何かに夢中になっていたり、考え事をしていたり、友達との間でいやなことがあったりした時、私たちはしばしば人から挨拶をされてもニコリともせず、相手に不快な思いをさせたりしているものです。

このように考えると、人に違和感や不快感を与えるような態度をひかえ、ごく自然で当たり前の応対をすることは、人と人とが一定の信頼に基づいた交流を続ける際に極めて重要であることがわかります。

■歴史的に見て、精神療法家はかなり「不自然」だった

ここで読者の皆さんに理解していただきたいことがあります。それは精神療法の世界は、従来は精神分析の非常に大きな影響下にあったということです。今でもわが国ではある意味ではそうかもしれません。その精神分析的な治療論には、療法家の自然な態度をかなり制限する要素があったのです。そしてそれには無理からぬ事情もありました。

精神分析には、患者さんの自発性や自由な連想を非常に重んじるという原則があります。そしてそのためには療法家たちの影響が患者さんに不用意に及ぼされないことが重要であり、療法家はひたすら患者さんからわが身を隠すことに専念するべきであるという考え方が支配的でした。ところがもし療法家がこの精神分析の原則を忠実に守ろうとすると、その顔はコチコチにこわばってしまって、まったく「自然」でなくなったりするのです。

かつてメニンガー・クリニックで分析を受けていたある知り合いの看護婦さんがこう言っていました。「私の分析家は変なのよ。普通に話してくれないの。自分のことなんか決して言わないのよ。これ

が精神分析とはわかっていたけれど、時々とても不自然に思うわ」

「じゃあ、彼のことは何にも知らないの？　たとえば奥さんはどんな人とか、子供がいるかどうかとか。聞いてみたことないの？」と、私は答えのわかっている質問をわざとしてみました。彼女は私の予想通り、こう答えました。

「ないわよ。だって彼が、何も質問をして欲しくないことは明らかなんですもの。何か個人的なことにちょっと触れると、すぐもじもじして、結局はぐらかして私に逆に質問してくるのよ。それじゃ何も聞けやしないわ。だから最初から聞かないの」

ちなみに彼女は立派に仕事をこなす、知的レベルの高い精神科の看護婦で、将来は自分も療法家になることを目指している人でした。また彼女の分析家のことを個人的に知っている私としては、彼女の語るその分析家のイメージが、私の知っている彼のイメージと大きく食い違うことに非常に興味を覚えたものです。

▒ 療法家も結構どうふるまっていいかわからずに悩んでいる

しかし舞台裏を少しあかせば、療法家のほうも結構悩んでいるものなのです。先ほどの看護婦の彼女が言うとおり、療法家の多くは患者さんから個人的なことを質問されたくはないというのが本音でしょう。何しろ患者さんからの質問に直接答えるようなことは慎むべきである、という教育を彼らの多くが受けているのですから。時には患者さんから質問されること自体を侵入的と感じ、患者さんの攻撃性の表れと解する療法家もいます。「こちらが答えるつもりはないことはわかっているだろうに、どうして聞いてくるんだろう?」と苛立つわけです。

しかし療法家がいつも患者さんの質問に答えたくないかといえば、そんなことはありません。おそらく療法家の中には、患者さんの質問に自然に反応したい部分があり、それが「質問には答えるべからず」という、治療原則とぶつかり合い、その葛藤に苦しむわけです。

第四章の「療法家は自分を表してもよいのか?」でも書いたとおり、療法家が自分のことを開示することには、このように複雑な問題が絡んでいるものです。しかし患者さんに質問された療法家がどうしていいかわからなくなって絶句するわけにも行きません。そこで「治療的」にふるまおうとすると、かえって不自然でぎこちない対応になってしまうのです。

患者さんから個人的なことを質問されるという場合以外にも、療法家は患者さんを前にしてどうふるまっていいかわからないことは、実はしょっちゅうあります。というより、そもそも療法家は駆け出しのころは「患者さんを前にして何を話していいか見当がつかない」というレベルから出発するのです。

最近ある医学生が精神科の研修を始めたときの手記を読みました。そこには次のような内容が書いてありました。

「いよいよ問題の面接の時間になった。おっかなびっくりだったのだが、幸運にも担当の患者さんがよくお話ししてくださる人だったために、順調に行った」

生まれて初めて患者さんを前にした療法家は、大抵はこんなものではないでしょうか？　少なくとも私はそうでした。患者さんに何を話していいかわからないからこそ、向こうから話してくれる患者さんだと安心するわけです。

何年もこの仕事を続けていると、患者さんを前にして何を話したらいいかわからない、ということはさすがに少なくなります。それどころか「自分はこの道のベテランだ」と自負するような古ダヌキになります。しかしそのように自信にあふれた療法家だって、案外自分のスタイルを勝手に作り上げて、「こういう時はこう、そういう時はそう」というパターンを身につけているだけだったりするのです。ところがあるパターンを用いて迷うことなくスムーズに患者さんに対応することが、果たしてどの治療場面でも、どの患者さんにとっても最善かどうかは、なかなか難しいものなのです。最善だと思っているのはその療法家本人だけであり、患者さんは治療者のペースに勝手に乗せられて、かえって迷惑がっているかもしれません。

結局患者さんへの対応は千差万別であり、各状況でベストの対応を迫られる療法家は、戸惑ったり迷ったりして当たり前なのです。頑固に自分のスタイルを守る老練の臨床家よりは、むしろ戸惑いを素直に認め、ぎこちない態度でも謙虚に話を聞くような駆け出しの臨床家の方が、よほど患者さんにとって助けとなるかもしれないのです。

■ある若い女性の療法家の体験

本章の冒頭の話に戻り、日本で私が会ったある駆け出しの療法家（Eさんとしておきます）について述べてみます。Eさんは、まだうら若き女性ということもあり、それなりの悩みを抱えていました。ある若い男性の患者さんとの精神療法で、「先生とぜひ、一度だけキスをさせてください」と三回も迫られたというのです。Eさんとしてはできるだけ治療的にふるまおうと思ったものの、具体的にどう対応したらいいかわからず、途方にくれたというのです。

そこで彼女は何人もの同僚やスーパーバイザーに相談してみました。ところがそれぞれ言うことが違うので余計混乱してしまったというのです。ある年配の女性の療法家は、「そんなことを言われるあなたに隙があるのよ！」と言い、ある男性の療法家は「はっきりと、『キスをするわけにはいきません』と言ってはねつけるべきだった」と忠告し、また別の人は「キスしたくなるという気持ちの背後にあるものについて問うて行くのが治療だ」と助言したといいます。

そこでEさんに、その患者さんの望みを聞いたときに心の中に起きた最初の自然な反応はどうだったかを聞いてみました。するとそれは「あなたとキスするなんて、ゼ、ゼッターイに嫌だ!!」という反応だったというのです。

さて私はこのような例を出したからといって、彼女に対して特にアドバイスがあるわけではありません。そもそも彼女がどのように反応するべきかについては正解などないのです。ただ考えたのは、Eさんの「ゼ、ゼッターイに嫌だ」という自然な反応は、その表現が患者さんの前で一切抑えられたとしたら、いったいどこに行ってしまうのだろう、ということでした。というのも、この最初の自然な反応は、それが抑えられたとしても、結局は何らかの形で彼女の治療態度に影響を与えるのは間違いないからです。

もしこの患者さんが治療室の外で誰か知り合いの若い女性に「キスさせてください」と迫ったとしたら、「イヤッ、不潔ね！」と頬っぺたでもピシャッと叩かれてしまうかもしれません。あるいはこのご時世では、それこそセクハラ扱いされて一一〇番されるかもしれないでしょう。だとしたらEさんが「ゼ、ゼーッタイに嫌だ」という反応をまったく隠して、受容的な態度を示した場合は、この女性に不慣れな患者さんは「そうか、女性にこのような気持ちを表現しても大丈夫なんだ」という非現実的な期待や空想を持つことになるかもしれません。それにここまで強い生理的反応をすべて殺してしまうとしたら、この療法家が体験する精神的なストレスもかなりのものになってしまいます。

しかしだからといって、Eさんが患者さんに対してあからさまな嫌悪感を表すことは外傷的にならざるを得ないでしょう。患者さんはそれこそ全人格を傷つけられたと感じ、一生女性に対して自分の気持ちを表現できなくなるかもしれません。

自然の反応は表層の反応でもある——私の分析家のこと

私は結局本章で、あまりにも「不自然」な療法家を諌めるのと同時に、自然であろうという強迫に対してもその行き過ぎを指摘しようとしています。結局はケースバイケースだろうという、私のいつもの議論のパターンに落ち着きそうですが、もう少し、「自然さにあまり固執するべきではない」という側の論理をお聞きください。

自然であろうという強迫は私の中にもありますが、それに歯止めをかけるようなひとつの重要な根拠があります。それは自然な反応とは、同時に表面的なものでもありうるということです。ですから「常に自然であれ」ということは「表面的であれ」と言っていることになりかねないのです。これはあまりいただけません。

もちろん自然な反応とは、心の底からの、より本質的な反応であると考える人のほうが多いかもしれません。それは思わず表れてしまった本音のようなものと考えることもできるからです。しかし私たちが思わず口にする言葉や、反射的にとる行動がそれだけ深い意味を持っているかといえば、そうとも限らないのです。精神分析では「そこにこそ無意識が表れるのだ」と考えるのでしょうが、それらにはたまたまその時に頭に浮かんだもの、その時の感情やその場の空気に促されたもの、後にどうしてあんなことを言ったりしたりしたのかわからないようなことも含まれるのです。私が表面的なもの、というのはこれらを指すのです。

たとえば先ほどのキスを迫られたEさんの話に戻ってみましょう。「ゼ、ゼッターイに嫌だ」という彼女の生理的な拒絶反応も、その患者さんの人間性そのものに向けられた心の底からの嫌悪感を表しているとは限りません。あくまでもその場での、その瞬間に生じた、一種の反射のようなものかもしれないのです。たとえ好きな相手にでも、いきなりキスを迫られたら平手打ちをしてしまうかもしれない、という女性の方もいらっしゃるでしょう。

ところがそのような拒絶反応を示した際に患者さんが自分という存在そのものを否定されたと感じたならば、それは治療者にとっては心外でしょう。それよりはこの種の「自然な」反応の表現をできるだけ控える方が、治療者として賢明な態度といえるのです。

私がこのことに気がついたきっかけを説明するためには、私の分析家ドクターFについてお話ししなくてはなりません。もう治療関係が終わってから数年以上たっていますし、私には彼に関する守秘義務があるわけではないのですから、匿名で少しくらい登場してもらうのもいいでしょう。

精神分析を受けている人は、その分析家と日常場面で接する時には、非常に奇妙な思いをするものです。これはその分析を終了してもある程度は残ります。ところが分析家になるためのトレーニングを受けていると、このような状況がほぼ必然的に生じます。何しろキャンディデートを分析する立場にある教育分析家たちは、キャンディデートが教育分析と平行して受けることになっている授業の講師としても登場するからです。さらには分析が終結すると、分析家と被分析者の関係にあった二人は研究会その他で一緒になり、そこではいわば同僚として交流することになります。

分析家がセッションの中で冗談ひとつ話さず、一切自分のことは語らない場合には、その分析家は極端な言い方をすれば神に近い存在に見えてくることもあります。それが突然人の姿をして、自分の目の前で隣のスタッフに愚痴を言ったり冗談を言ったりするのですから奇妙な感じがするのは無理もないでしょう。

さてドクターFは老練の教育分析家であり、キャンディデートとしての私に五年間教育分析を施してくれました。私は彼の家族構成や趣味や交友関係など一切知ることなくその分析を終了しました。その時私の持っていた彼のイメージは、非常にまじめでありながら、同時にとても暖かで決して感情的にならない、というものでした。

ところが教育分析も終わり、ドクターFも出席する研究会に参加を許された時に出会った彼は、それまでのイメージを大きく覆すものでした。彼はお喋りでジョークを頻繁に飛ばし、何よりもゴシップが好きな好々爺でした。

ある研究会の後の雑談で、ドクターGの話題になりました。ドクターGはベテランの精神科医でしたが、病棟の経営をめぐって多くのスタッフと対立していました。この時も話題は、彼が病院の中でいかに評判が芳しくなく、横柄な態度を示すかということになりました。するとドクターFは顔をしかめて、「うん、確かに彼のあの態度は問題だね」と積極的にドクターGを批判するのです。

私はこの時ドクターFの発言を聞いて非常に奇妙な思いがしました。それには以下のような事情があったのです。以前にドクターFの教育分析を受けている際、自分自身も分析のケースを持つことになりました。そしてそのためのスーパーバイザーが決まり、何回かのセッションを持ちましたが、私はいかにそれに満足しているか、という話を分析のセッションでしました。そしてこのスーパーバイザーがドクターGだったのです。しかし彼を絶賛する私の話を、ドクターFは「うん、うん」と共感的に聞いてくれたため、私はてっきりドクターFもドクターGを私と一緒になってほめてくれていると思ったのです。

目の前でかなり直接的にドクターGを批判するドクターFを見ながら、私は考え込んでしまいました。「あの時のドクターFの私への『共感』は何だったのだろう？　今の発言を聞く限り、彼の本音はドクターGは気に食わない、ということだったのだろう。ということは彼は自分の気持ちを偽って私に話を合わせていたのだろうか？」。もちろん分析家が患者さんの話を中立的に聞くという原則に従うのは常識です。もしドクターFが私の前で、誰かを直接批判したり、逆に賞賛したりするようでは、分析家としては失格と言われても仕方がありません。それでも私は、私がドクターFに持っていたイメージのギャップに当惑したのです。

■発想を転換した

ところが私にとって幸運だったのは、次のような発想の転換をすることができたことです。「そうだ、みんなと談笑していてドクターGを批判するという態度は、ドクターFの表面的な感情とも言えるんだ。それはドクターGを嫌っている同僚と一緒になった時にたまたま、それと話をあわせる形で出てきたのかもしれないじゃないか」

そして私は次のようにも考えてみました。「人に対する気持ちなんて、いろんな色をしているんだろう。人に憎しみや嫌悪のみを感じることなんてむしろ少ないのではないか？　それにその嫌悪感には同時にライバル心や嫉妬、羨望なども混じっているかもしれない。あるいは最初はこちらが友好的な感情を持ったのに、相手に無視されることでそれが反転したのかもしれないではないか？　ドクターFのドクターGに対する気持ちだってそうかもしれない。お互いに優れたベテランの精神科医なのだから、同年輩の彼らが互いに共感をまったく持たないということもないだろう」

私はさらに考えを進めました。「私がいかにドクターGに感心しているかという話を聞きながら、きっとドクターFは自分の彼にむけるさまざまな感情を見渡して、一つ一つ点検していたのだろう。そして普段はドクターGに好印象を持っていなかったとしても、その時は私の話を聞きながらドクターGに共感したり評価したりする気持ちもあることを確認していたのではないか？」

結局私が最終的に至ったのは先ほど述べたことです。「私たちが日ごろ頭に浮かべたり、日常レベルで言葉のやり取りをしている時には、そこで表現される気持ちは『自然』であると同時に私たちの心のかなり表層の部分をなぞっている場合が多いのだろう」。他方精神分析は、お互いにその場での自然で直接的な感情を表現するかわりに、その周辺にあったり、それにより抑えられているような別のさまざまな感情や記憶を意識化する作業です。それはより錯綜した心の現実を模索するプロセスであり、そのためには療法家と患者さんは表層的な「自然」さに特別に固執するよりは、より深いレベルでの着実なコミュニケーションを目指すべきだともいえるのです。

▒最後に——「自然」であることは不可能である。でもそれを求める気持ちも無理のないことである

私が若い頃からファンである吉田拓郎の初期の歌に「イメージの詩」というのがあります。その中の次のような歌詞が今でも頭に残っています。

「誰かが言っていたぜ、『俺は人間として、自然に生きているんだ』と。自然に生きてるってわかるなんて、なんて不自然なんだろう」

これは自然さというテーマが本質的に持つ矛盾点を突いています。つまり「自然」であろうとする努力が、あるいはそれを客観的に論じようとすること自体が、考えて見れば非常に人為的で不自然な行為ということなのです。そして人間が論理的な思考を用い、周囲の人に配慮をし、意図的に自分を律する場合、この不自然さは必然的に生じることになります。

治療構造や治療原則を伴った精神療法もまた、この不自然さをまぬがれません。そこで療法家は少なくとも最低限の自然さを保つことで、この人工的な設定にある種の潤いを与えることができるでしょう。しかしいたずらに自然さを追及することは自家撞着的であるばかりか、精神療法における奥行きを犠牲にすることにも繋がりかねません。

私はこのテーマについて書きながら、しばしば盆栽のイメージを浮かべていました。盆栽は枠にはめられ、人工的に育てられますが、そこに同時に「自然さ」が追及されます。「自然さ」や天然らしさを失った盆栽は輝きを失ってしまいますが、それが鉢の中で実現するためには意図的な丹精努力が必要となってくるのです。

精神療法における自然さと人工的な側面も、同様の関係を持っているのかもしれないと考えています。

第七章
精神療法と夫婦の関係とはどこが違うのか？

本章のテーマは終始私の頭にあるものの、本書で取り上げるべきかどうかいろいろ迷ったものです。それは私が属している精神分析の世界ではこの種のテーマはあまり扱われない傾向にあるからです。しかし精神療法と夫婦関係は、同じ二者関係という意味で多くの点で照合可能であり、またこのテーマに沿って考察を深めることで、両者は類似しているという結論が出ようと、その相違点がより明らかにされようと、それぞれの関係を理解するうえでの助けとなるものと考えます。

先日私と精神分析を続けている独身女性の患者さんHさんが、次のように言いました。「私はここに週四回も来てあなたと会い始めてから二年になるんですね。これじゃ会話のない夫婦よりもっと長く話をしていることになるかもしれませんね」

私は「確かにそうですね」とうなずきました。すると彼女は、「でもきっと私も結婚して、本当の関係に入らなくてはならないんだわ」と続けました。

私はこのHさんとの会話がその後も長く頭に残っていました。確かに週四時間も、自分の人生について深刻な対話をするということは彼女にとっておそらく例外的な体験でしょう。彼女が過去に持った短い結婚生活でも、夫と満足な会話が交わされたことは非常に少なかったといいます。

しかしまた私はHさんの、「精神分析ではない『本当の関係』」という言い方にも引っ掛かったままでした。彼女の言葉はある種の前提、すなわち「療法家と患者さんの関係はいわば仮の関係であり、夫婦関係は本当の関係である」という一見もっともな前提を含んでいるわけですが、それに対して「果たしてその通りなのだろうか?」という疑問がわいたのです。

確かに治療関係は人工的で、契約に基づくものであり、料金のやり取りを含みます。他方では夫婦関係は両者の間の打算を含まない純粋な愛情を前提としたものが理想でしょう。しかし実際にはこのような区別が必ずしも成り立たないことも事実です。結婚生活が多くの計算や欺瞞に基づくこともあるでしょう。また同時に治療関係が夫婦関係とは異なる意味で純粋さを含んだ「本当の関係」としての側面を持つことも可能ではないかと思うのです。

▒夫婦は、その関係が壊れないことを最終的な目標としている

夫婦関係の基本的な力動について、私は次のような考え方を持っています。それはその関係においては二人が互いに別れないということを最終的な目標としているということです。そして夫婦がその体をなしている限りは、「自分たちは一生添い遂げるのだ」という幻想を守ることに最大のエネルギーが注がれるものです。

私のこの主張はあまりにも当たり前に聞こえるかもしれません。ただしこういう風にいえばこの主張の狙いがもう少し伝わるでしょう。「結婚生活においては、その関係の維持を脅かすような要素は極力排除されるものだ。そしてその犠牲となる要素には、互いの率直さや正直さも含まれうる」ところがこの率直さや正直さこそ、精神療法において療法家と患者さんとの間で最大限発揮されなくてはならないものなのです。すなわち治療的な関係の持つ性質と婚姻関係の持つ性質とは、時には矛盾する関係にあるのだ、ということを私はここで主張したいわけです。(だからといって婚姻関係を脱価値化するつもりはないということは、後に述べるとおりです)。

もちろん結婚生活がその継続を前提としているからといって、離婚が決して起きないというわけではありません。離婚率が五割を超えるアメリカなどでは、将来破局する運命にない婚姻関係のほうが少数派なわけです。先述のとおり結婚は一種の幻想に基づいているのですから、婚姻が一種の契約や

具体的な必然性に基づいたものである場合を除けば、この幻想が消失すれば婚姻関係も簡単に崩れてしまいます。しかしそのような場合に人は、「自分は間違った相手を選んでしまっただけだ」と自分に言い聞かせて次の相手を捜し求めるだけです。幻想の内容自体が間違っていたのではなく、それを誰と分かち合うか、という判断が間違っていたと自分に言い聞かせるのです。

精神療法とは、その関係が終わることを最終目標としている

さてこの夫婦関係との比較で言えば、精神療法や精神分析においてはちょうど逆の事情が見られることになります。つまり療法家と患者さんの関係は、それが終結することが最終的な目標になっています。治療は患者さんが治療体験を通して学んだことを身につけたり、療法家のイメージを内在化したりすることにより、もう実際の療法家を必要としなくなる日を目指しているのです。

「別れることが前提となっている関係で、果たして深い人間的な交流が可能なのか?」と疑問に思われるかもしれませんが、これはたとえば子育てにおいて私たちが通常体験していることと通じているのです。私たちは自分のまだ幼い子供との親密な関係がやがては終わってしまうことを知っています。もちろんそれは永久の別れではなく、巣立ちという形をとるのであり、たとえ物理的に離れていても、多くの場合、親子の深い関係は一生続いて行くものです。しかし共に暮らし、互いの存在を世界で最

も大切に思うような関係は、少なくとも子供の側からは破られていくということを、親の側は知っています。それでも子供に対する愛情に変わりはありません。

この「将来は別れていく」という前提は、私たちの子供に対するかかわり方に大きな影響を与えます。たとえば私は息子に対して言う必要のあることは、疎ましがられ嫌われるかもしれないからといって控えることはあまりありません。「将来は彼は離れていくんだ」と自分に言い聞かせることで、見捨てられ不安が最初から防衛されているからです。私との意見が決定的に食い違い、そのために彼が家を出て行くという姿をイメージして、どこかで「ウン、ウン、それもあるだろうな。それもひとつの自立の仕方だろう」ぐらいに思っています。そうでも思わなければやり切れません。

以上の事情は治療関係にもおおむね当てはまります。私は精神療法においては患者さんが率直に自分の気持ちを語るのと同様に、療法家も患者さんに対して率直であるべきだと思います。それはもちろん療法家が思っていることや感じていることをすべて口にすることとは異なりますが、療法家の立場からしか言えないことを、機を逃さずに患者さんに伝えることは、療法家の一つの義務だと考えます。私は治療関係で、「ここで必要な直面化をすれば患者さんが自分を嫌ったり、治療をやめたりするのではないか？」という恐れを持つようなことがあったら、それは治療のプロセスを大きく障害しかねないと考えます。療法家は、患者さんがいつでも自分のもとを離れて行ってもいいような心の準備ができていなければなりません。

もちろん療法家は患者さんに安全な環境と心地よさを与えることに心を砕かなくてはならないでしょう。療法家の率直さを受け入れる用意のできていない患者さんには、そのための準備期間も必要になり、そこでは厳しい直面化やフィードバックは当面は禁物になるかもしれません。また長い目で見て患者さんが治療に留まることがその人のためになると考えれば、「もう治療をやめます！」と治療室を飛び出しそうな患者さんをとりあえずは引き止める努力をすることもあるでしょうし、厳しい現実からいったんは目をそらすことを促すかもしれないでしょう。でもそれらの特別の配慮に基づいた介入は患者さんから去られたり見捨てられたりすることへの恐れとは無縁でなくてはなりません。

さて、随分理想論を言いましたから、もう少し現実的な話をいたします。実は療法家が患者さんから去られることを恐れる現実的な理由はいくらでもあるのです。「自分が療法家として未熟だったり無能だったりするから患者さんは去っていくのではないか？」という不安を少しも抱かない療法家はいないでしょうし、また患者さんに対して愛着やそれ以上の感情を持ってしまうことがあったら、その度合いに応じて患者さんに去られることはつらく、悲しいものとなります。さらに療法家が患者さんの支払う治療費により何とか生計を立てているような場合、患者さんに去られることを恐れないということの方が無理な話かもしれません。あるいは精神分析のトレーニングなどで、患者さんが一定の期間治療を続けないと、扱ったケースとして勘定に入れてもらえない、などという場合もあります。

（私も実はそれを身をもって体験したことがあります）。

結局このような現実を考えに入れた場合、私がここで主張できるのは次のようなことです。「実際には療法家は患者さんが自分のもとを去ることを恐れることもあるだろう。そしてその分だけ、率直であろうとする療法家としての機能がそこなわれる可能性がある」

もちろんこの私の主張はある単純な前提に立っていることになります。それは率直であることそれ自体が相手を傷つけ、あるいは憎しみを買う可能性があるということです。そしてこれに対しては当然ながら「二人の人間の率直なコミュニケーションは、両者の絆を深めることもあるではないか！」という反論を招くことになります。私はその主張をもちろん可能性としては認めます。しかし率直なコミュニケーションが二人の絆を深めるとしたら、それは率直さそのものというよりは、その背後にある「それが相手のためになるのなら、嫌われても率直であろう」という、ある種の愛他感情によるものであろうと私は考えます。相手への愛情や思いやりを欠いた率直さは、単なる批判や辛らつさと区別できなくなってしまいます。

ではその場合の愛他感情が夫婦の間柄でも発揮されるかといえば、必ずしもそうではないのです。夫婦の間柄では、率直さにより表現される愛情とは別の種類の愛情が優先されるでしょう。この点について以下にもう少し私の考えを述べます。

▩夫婦間で「治療的な率直さ」に優先されるべきものは？

ここまでで私は、「別れることへの恐れや防衛を伴った関係は望ましくない」というニュアンスを与えたかもしれません。しかし私はむしろそれとは逆のことを主張したいのです。現実的な人間関係において深い愛着や生きている喜びが体験されている分だけ、それを失うことに対する恐れも存在します。失うことを恐れるような関係が持てない人は、本当の意味での親密な人間関係を体験していないと言えるのかもしれません。そしてその親密な関係の代表が、夫婦の関係なのです。

それは先ほど触れた親子関係に関しても当てはまります。「子供は将来出て行くものだ」という諦めには、親の側の防衛が多分に入っています。いくら諦めているといっても、やはり親は子供が去って行く際には深刻な寂しさを体験するものでしょう。ただそれが子供にとっての人生の旅立ちであることへの喜びが、寂しさを軽減してくれるわけです。

そこで夫婦の関係において、お互いの率直さ以上に優先されるものは何か？ということになりますが、それについて書くと言っておきながら、正直言って私にはそれを言葉でうまく表現できる自信がありません。でも私自身の経験をお話しして、できるだけそのニュアンスを伝えたいと思います。

私は晩婚の方でしたから、療法家になって精神分析的な精神療法の経験を積むことが結婚生活にかなり先行していました。そして妻との係わり合いを精神分析的な観点からも眺めてみるということも試みました。しかしその結果として、少なくとも従来の精神分析的な考えは夫婦の関係にはあまり役に立たないと感じることがしばしばありました。もちろん二人の間で起きていることを冷静に反省しようとする、自分の中に起きている気持ちを振り返るという営みは、夫婦関係においても大切であり、それについては精神療法のトレーニングにより身についたものが役立ったでしょう。そしてそれらの反省をもとに私たちは互いにできるだけ率直に自分の気持ちを伝え、お互いを理解しあう努力をしました。しかしそうすることで得た二人の関係に関する洞察や理解は、二人の間で起きている問題の解決のほんの切っ掛けを与えてくれるに過ぎなかったのです。

ではそれ以上に何が必要かといえば、それは私たち二人の関係を維持するために必要な「行動」を取ることでした。この「行動」にはさまざまなものが含まれます。相手の話を黙って聞くこと、こちらの言い分を率直に話すこと、相手に謝ること、相手に対して怒ること、相手に何かを与えること、相手に何かを要求すること、自分からゴミを出すこと、仕事場からの帰りに花を買うこと、相手に甘えることなど実にさまざまです。それはその時々の二人の関係性により異なるのであり、その関係が少しでも快適になり、長続きするために必要だと直観的に感じられるものなのです。（もちろんその直観が結果的に「間違って」いる場合もあり、関係は悪化するかもしれません。しかしそれによる学習効果があれば、関係をさらに豊かにすることができるでしょう）。

この「行動」にはひとつの特徴があります。それは多くの場合「自分はなぜそうするのか？」とか

「こんなことをする義務があるのか？」とか、あるいは「こんなことをする権利があるのか？」等の答えを見つけることが難しく、また見つける必要もないということです。たとえその「行動」を取ることが理不尽に感じられるようなことがあっても、二人の関係を維持するために必要なことなら実行されるのです。

そして自分がどのような「行動」を選んで実行に移すかは、その個人個人の問題です。ですからそのプロセスを相手に事細かに伝える必要はありません。伝えようとしても、その多くは言葉にできるような内容を含んでいるわけではありませんし、人間はどのような「行動」を取ろうと、取るまいと、いくらでもそれに理屈をつけることができるのです。そしてその「行動」の理屈ではなく、結果のみが二人の関係にとって意味を持つのです。

以上のことを逆のほうから言えば、相手との関係を維持するための「行動」をどこまで取れるかが、自分が夫婦の関係にどれだけ執着しているかを結果的に示しているといえるのです。

私はこの感覚を得てから、傍目から見るとどうして配偶者にそこまでしなくてはならないのか、と思えるような夫婦の行動が少しわかるようになったと思います。アル中で常に暴力を振るう夫にそれでも従う妻、精神病院に入退院を繰り返し、挙句の果ては入院中の男性患者さんとできてしまうような妻のもとに、それでも毎週面会に訪れる夫、などなど。通常なら見限るべき相手に手を差し伸べるという行為は、もう理屈では説明できません。彼らにとっては、相手と別れ（られ）ないという前提がまずあって、そのために取るべき「行動」が決まってくるのです。そしてその前提の根拠自体はおそらく本人の無意識深くに眠っているものなのかもしれません。

二人の関係が維持されていく一方で、率直な言語的交流は驚くほど意味を失っていることも少なくありません。それこそほとんど言葉を交わさないけれども、しっかりと維持されていくような関係も存在するのです。先に述べたように、言葉が理由付け以上の意味を持たない場合は、余計な言葉を交すことは二人の関係を逆に空虚なものにするだけかもしれません。ただし無論、言葉を交すことが、この選ばれた「行動」であるならば、話は別です。

ところでこの「行動」には通常はある程度のエネルギーが必要となります。時にはその「行動」の後に、自分が予想もしていなかったほどのエネルギーを発揮していたことに気がつくこともあります。しかし逆の場合もあります。つまりそのエネルギーがどこからも湧いてこないために、二人の関係にとって必要と思える「行動」を取ることができず、これが相手に対する自分の気持ちの限界だったのか、ここまで自分は薄情だったのかと知ることもあります。そしてこの関係の維持のために自分が使うことのできるエネルギーの量が、「相手に対する愛情の深さ」という極めて漠然とした呼び方をされているものの、具体的な指標となるのです。「愛情とは行動であり選択である」という理解の仕方をする方の多くは、私の考えのここの部分に賛成していただけるでしょう。

■最後に──治療とは非現実的な関係である

治療的な関係と結婚関係を比較して改めて思うのは、治療は婚姻生活のもつ「一生別れない」という前提とはかなり異なった、ある意味では正反対の「前提」をもった営みであるということです。それはお互いに率直であるということの代償として、決して互いを束縛しないという前提です。（もちろんこれは相手を束縛したいという願望を持ってはいけないということではありません）。そしてそのためには決まった構造（決まった治療時間、決まった場所、決まった料金）以外に療法家と患者さんが日常的な接触をしないということがかなり重要なのです。日常レベルで接触しないことは、互いを束縛しない第一歩であり、これはお互いをかなりの程度に束縛しあう運命にある結婚生活とは相反するものです。

治療関係は、時間がくれば別々の世界に帰っていく運命にある二人により作り上げられる架空の世界です。そこでは患者さんは療法家がいかなる努力も惜しまずに、自分の考えや感性を提供してくれるという幻想を持ちます。療法家も限られた時間だからこそ全力疾走してその患者さんの期待に応えようとすることが可能なのです。

このような治療構造に守られて、患者さんは理解され、洞察が深まり、ある程度は満ち足りた気分で治療室を出て仕事場や学校に戻ります。でも考えてもみてください。家に帰るとその療法家が同時に同居人であり、一足先に帰宅してステテコ姿で寝転がってビールを飲みながらプロ野球中継を見ているということが想像しうるでしょうか？　そのようなことが倫理的に許されるかどうかという問題は別にしても、療法家はそのような形で患者さんの日常に入り込むことで、すぐにその影響力の大きな部分を失ってしまうのです。

療法家が自らの私生活をあまり語らず、患者さんもそれに興味を持ちつつ触れようとしないひとつの理由は、この治療関係の非現実性を守ろうとする相互の意図がそこで合致しているからです。この非現実性がお互いの率直さや正直さによる互いの心的な現実の交換を保障するというのはつくづく逆説的なことといえるでしょう。

第八章
「ボーダーライン」の患者さんをいかに扱うのか？　その一

私が本章で扱う「ボーダーライン」とは、いわゆる〝borderline personality disorder〟(正式な日本語の呼び名は「境界性人格障害」)のことをさします。心理療法家にとって非常になじみの深いこの障害は、時にはさらに省略されて「ボーダー」などとも呼ばれます。しかしこの呼び方には、アルコール依存症を「アル中」と呼ぶと途端に差別的な響きが備わるのと同じような事情があります。つまり「彼(女)は明らかにボーダーだな」という言い方をすると、そこにネガティブな印象が加わるのです。ちょうど一昔前に「ヒステリー」という診断名が同じような扱いを受けましたが、「ボーダーライン」には、「ヒステリー」の現代版というニュアンスも少なからずあります。(ただし「ボーダーとヒステリーを一緒くたにするとは何事か！」と専門家たちに怒られそうなので、ここではその呼び名のもつニュアンスが似ている、とだけ申し上げておきます）。

私がこのテーマを二章にわたって取り上げるのは、この人格障害を扱うことが精神療法家にとってとても大きな意味を持つからです。私がここで依然として「ボーダーライン」という表現を、その差別的な響きを考慮したうえでも用いるのは、第一にその言葉のなじみ深さによりますが、ここで私たち療法家を含めた人間一般は、何らかのストレスを体験している時は、簡単にボーダーラインの心性に陥りかねないということ、つまり人間はみな「ボーダー」の素質を少なからず持っているのだ、という自戒の意味を込めておきたいからです。

ちなみに私がボーダーラインの患者さんのことをしばしば「彼女たちが――」と表現するのは、ボーダーラインの患者さんの圧倒的多数が女性だからです。

■ボーダーラインを扱えることは療法家としての技量の証《あかし》か？

直接臨床に携わることのない方々のためにひとこと説明するならば、ボーダーラインとは激しい怒りの表現、頻回にわたる自殺企図、そして対人関係の不安定さ、強い見捨てられ不安などにより特徴付けられる人格障害のひとつとされます。このボーダーラインという概念は、六〇、七〇年代にアメリカで盛んに研究され、わが国にも「輸入」されたという経緯があります。（わが国はアメリカから多くのものを輸入していますが、精神医学や心理学に関してもこの傾向はかなり顕著なのです)。

当時はこの疾患概念をめぐってアメリカでも賛否両論が起きましたが、結局は重要な疾患概念として定着し、わが国でも同様のことが起きました。このボーダーラインという概念が重要視されるひとつの理由は、それまで精神科医や心理療法家たちが分類に苦労していた一群の患者さんに、ひとつの呼び名を与えてくれたからです。

もうひとつの理由は、これらの患者さんたちが、療法家たちにとって大きなチャレンジとなるからです。ボーダーラインの患者さんは容易に自分の行動パターンを変えようとはしません。深刻なボーダーラインの病理は、療法家にとって難攻不落の砦のようなものに感じられます。

しかしこの病理は統合失調症の患者さんたちほどに治療的なペシミズムを感じさせることもありません。統合失調症の患者さんの場合は自分の世界に閉じこもり、療法家の働きかけに反応することがあまりなく、療法家はしばしば張り合いを失ってしまいます。ところがボーダーラインの患者さんは違います。彼女たちは治療的な関わりに敏感に反応するからです。むしろその反応が激しすぎることにその病理があるということができるでしょう。ただしその反応が、その病理の改善に向かったものかといえば、必ずしもそうでないところが、ボーダーラインの治療の難しい点です。

療法家の間では、ボーダーラインの病理がより強固であればあるほど、それをうまく扱えることがその療法家としての技量の証明であると考える傾向があるようです。私はそれを敢えて否定しませんが、療法家が果たしてボーダーラインの核心となる病理にどれほど治療的な影響を与えることができるかといえば、多少なりとも懐疑的にならざるを得ません。特に分析的な療法で治療者が受身的な態度を守っている限りは、患者さんはなかなか動かず、むしろ認知行動療法における積極的な教育や指導ないしは働きかけのほうが効果が見出されるとされています。しかしその効果は決して華々しいものではありません。

治療的なかかわりによりその対人パターンが改善したような場合は、むしろその人が軽症のボーダーラインであり、それだけ人格が成長する余力を持っていたからだ（つまりはボーダーラインの病理そのものが本来深刻なものではなかった）と考えられる場合も少なくありません。つまりそれほどにボーダーラインの病理は頑固なのです。

このようにボーダーラインに対する治療効果に関しては、あまり楽観的にはなれないわけですが、同時に興味深いのは、論者によっては患者さんの予後は決して悪くないと考えられていることです。三十歳代、四十歳代になると多くの患者さんは落ち着き、激しいアクティング・アウトも影をひそめることが少なくありません。事実、臨床場面では三十歳代以降のボーダーラインの患者さんに出会う頻度はめっきり少なくなるという印象を受けますが、それが傍証と言えます。この年代になると彼（女）たちも心身のエネルギーにかげりが出てくるというのが真相のようです。また専門家によってはそれが大脳の成熟のプロセスが追いつくためとも考えています。

つい最近も、ボーダーラインの研究の大家であるザナリーニのグループが、ボーダーラインの患者さんの追跡調査をまとめています。それによると患者さんの四分の三弱は、数年後には緩解するそうです。そして衝動的な行動に関係した症状はかなり早くおさまる一方で、感情障害や人と関係を取ることの不得手さは最後まで残る傾向にあるとしています。

しかしこの「ボーダーライン自然治癒説」に関しても、例外もまた多いのです。私を研修医時代に散々鍛えてくれた女性の患者さんは、五十代になって激しいアクティング・アウトを起こし始めた方です。激昂するたびに何度も診療室の窓ガラスを割られたり、灰皿やスリッパを投げつけられるうちに、ボーダーラインの病理はくすぶりながら中年以降に表に現れることもあるのだということが身にしみました。私はおそらく重症のボーダーラインの病理は年齢と共に本質的な改善を見せるというよりは、むしろアクティング・アウトなどの華々しい症状がおさまるだけではないか、とも考えます。

いずれにせよボーダーラインの加齢による変化は、私たち療法家の役割とは何かを考える上で、重要な意味を持ちます。すなわち療法家の役割は患者さんの病理を改善する、という野心的なものとはかなり異なり、いかに患者さんの自殺を思いとどまらせて三十、四十歳代まで生き延びるのを助けるか、ということになるのです。「苦節十年の精神療法で、ボーダーラインの患者さんの病理が改善した」という誇らしげな療法家の発表を聞くと、私は「きっと時間が解決をしてくれたんだろうな。でも療法家もよくそれまで諦めずにがんばったな」などと若干シニカルな見方をしてしまいます。

■ボーダーラインの精神療法における四か条

さて以上は長い前置きのようなものでした。以下がこの「自然流」のボーダーライン論の本論と考えてください。私自身はボーダーラインの治療の専門家とは言えませんが、数多くのボーダーラインの症例との治療関係を体験してきたことも事実です。そこでそれらの人たちとの治療の中で私自身が学んだ勘所のようなものを、いくつか箇条書きにしてみたいと思います。

患者さんが興奮するほど、療法家の心は静かになる

ボーダーラインの扱いで療法家が最も苦労し、また貴重な体験を積むのが、患者さんの興奮や怒りに直面した時です。それを比較的うまく扱うことができた時の感覚は、患者さんが怒り、言葉で攻撃してくればくるほど、療法家の心がどんどん静かになっていく、頭が冴え渡ってくる、周囲がよく見えてくる、というものです。「治療が本格的になってきたようだな」と腰を落ち着ける感じとも言えるでしょうか。こうなればしめたものです。療法家が落ち着いていれば、患者さんの激しい情動に巻き込まれることなく治療的にふるまえるでしょう。とは言ってもそれは理想論であり、現実の臨床場面

では療法家が冷静でいられるのが非常に困難なのがボーダーラインの治療のまさに特徴なわけですが。それに療法家があまり泰然自若としていると、患者さんから「何をすましているんですか？　私の言っていることが聞こえないんですか？」と怒られてしまうかもしれません。それまでに患者さんとの治療関係が十分にできていないと、療法家の落ち着き払った態度は患者さんを馬鹿にしているように感じられたり、余計イラつかせたりする可能性があります。それはひとつには患者さんが療法家を挑発しようとする（無意識的な）意図をはぐらかされたことに対する怒りから来るのでしょうが、また患者さんは療法家の「私は一歩先を行っているんですよ、あなたの手の内は見えているんですよ」という自己愛的な雰囲気を感じ取り、それに腹を立てるのかもしれません。

いずれにせよ自分の介入が患者さんをいらだたせる結果になったと気がついた時は、私は必要に応じて率直に謝ることにしています。しかしただ謝るわけではありません。

必要とあれば、条件付きで謝罪する

私は柔軟で共感的と言われる療法家が、「療法家は患者さんに対しては謝るべきことがあれば率直に謝るべきである」と主張するのを聞くと、「一体それは本当だろうか？」と疑うようにしています。もちろん療法家が時間に遅れてしまったり、治療費の計算を間違えて実際より多く患者さんに請求してしまったりした場合などは、誰に非があるかは明らかなのですから、療法家が謝罪するのは人間として当然です。しかしそれ以外の、治療者が自分の直接の非を見出せない場合、たとえば療法家の言動に対して患者さんが腹を立てた場合は、患者さんに対する謝罪は、あくまでも条件付きのものであるべきです。たとえば「もし私の言い方がまずくてあなたをいらだたせたのであれば、ごめんなさい」「私の言い方が悪かったならば、失礼いたしました」という言い方を療法家は考えるべきでしょう。つまり療法家は必ずしも自分の非を認めるのではなく、むしろその状況に遺憾の気持ちを持っていることの方を伝えるべきなのです。

「謝罪ではなくて、遺憾の意だというのは、まるで政治や外交の世界の話みたいだな」と思われるかもしれませんが、この違いを認識しておくことはボーダーラインの治療では重要となります。療法家は相手の怒りに共感し、そのことを残念（遺憾）に思いつつも、自分の態度に誤りがないと思える限りは毅然とした態度を貫くべきでしょう。ただし私は以上の議論を、患者さんの怒りをなだめようとすぐ謝ってしまう傾向のある療法家に対して述べているのであり、大部分の療法家にとっては言わずもがなのことかもしれません。

困惑を無理には隠さない

ボーダーラインの患者さんと会っていて療法家がしばしば体験するのが、論理や行動の飛躍です。ある程度ついていけた議論が突然パッと飛び、こちらが呆気にとられることが少なくありません。

「私の歯医者は、私が虫歯になってすぐに診てもらいたくても、いつも前もって予約が必要だと言って断るのよ」「フンフン」と私。「私がメッセージを残しても返してこなくて、あとでそのことで文句を言うと、『イヤァ、そういうこともあったな。何しろ忙しくてね』でおしまいよ。もし化膿なんかしていたらどうするつもりかしら」「なるほど、それはちょっと問題ですね」「だから、彼を訴えようと思うの」「エ、エー?」と思わずのけぞる私。これは最近ある患者さんとの間で実際に起きた会話ですが、このような話を聞いて、その極端さに驚きや当惑を感じた療法家が、それを全く患者さんにフィードバックしないとしたら、それはあまり治療的とは考えられません。かといって療法家が「こうするべきだ、ああするべきだ」式の指導をすることも治療的とは言えないでしょう。患者さんと自分に物事の捉え方の違いがあるからといって、療法家のほうが常に正しいと思うのは傲慢というものです。療法家は患者さんの極端な言動に対する社会の反応をせいぜい代弁するだけです。その意味では療法家の当惑や驚きは、患者さんの立場の誤りを指摘しているのではありません。ただ患者さんが自分の言動をもう一度振り返るためのきっかけを与えるだけなのです。

精一杯やってだめなら、それも運命と諦めること

これまで述べてきたことからおわかりの通り、ボーダーラインの治療には、多くの困難が伴うものです。彼女たちに対して療法家にできることは実質的に非常に限られています。療法家は、患者さんの人生を通過し、何らかの影響を与える可能性のある一人でしかありません。そこで治療が中断したり、患者さんが自殺企図を繰り返したり、最悪の場合には自ら命を絶ってしまった場合にも、もし自分が精一杯力を尽くしたと思えるのなら、いたずらに自分を責めることなく、その結果を受け入れる、諦めるといった態度がどうしても必要になってきます。

誤解を恐れず言えば、ボーダーラインの患者さんの中には、はじめから自殺の衝動が極めて強く、あらゆる療法家の努力も空しく結局は自殺を遂行してしまう人がいます。その場合、不幸にしてその患者さんの最後の担当者になってしまった療法家が、その自殺に対する罪悪感を一生負い続けるのは理屈に合わないことです。たとえ短い命でも、その人の紛れもない一生であったことには変わりません。療法家が「これまでよく頑張ったね。これで楽になれたんだね」と言えることで、患者さんは天国で救われた気持ちがするかもしれません。

次の章では、ボーダーラインの治療について、特にアクティング・アウトや自傷行為について論じたいと思います。

第九章
「ボーダーライン」の患者さんをいかに扱うのか？　その二

■アクティング・アウトや自傷行為を「緊張の解放」の試みと見る

本章はボーダーラインに関する第二章目として、アクティング・アウトと自傷行為の捉え方について考えてみます。このテーマは若干精神療法と離れているという印象を与えるかもしれませんが、ボーダーラインの精神療法の難しさは、治療関係で起きることが、治療外の場面においてアクティング・アウトや自傷行為として表現されてしまう可能性があることです。「こんな直面化をしたら、怒って家で手首を切ってしまうかもしれない」「『先生と会った日は、家の娘が荒れて困ります』と母親から苦情が来たらどうしよう？」などと思うと、療法家の自由度はかなり制限されてしまうのです。

療法家は患者さんがアクティング・アウトを起こしたと知ると、大概は怒りと失望を感じるものです。精神療法を終えて患者さんを送り返した後に深刻なリストカットなどが起きた時などは、なおさらです。療法家はそれを患者さんが自分に向けた攻撃性の表現と感じる傾向がありますが、力動的には療法家の自分への苛立ちや情けなさが患者さんに投影された結果と考えることができるかもしれません。つまり自分に苛立っていると、患者さんが自分を苛立たせている、と考えてしまいやすいのです。

患者さんのアクティング・アウトに関しては私にも沢山の思い出がありますが、そのたびに精神的に激しく揺さぶられる思いをしました。その中から二、三の例を挙げてみます。一つ目は新人の頃、日本で経験したケースです。家庭内暴力や不純異性交遊（古い表現かもしれませんが）を繰り返していた思春期の少女を病院で二週間ほど預かり、私も熱心に関わった結果か、だいぶ関係もできました。本人も自らの向こう見ずな振る舞いに対する自覚が出てきたというので、私一人の「もう大丈夫だろう」、という判断で初めての外泊を許可しました。ところがその矢先、患者さんのお母さんから電話がありました。彼女は家に着くや否やお母さんと口論をし、衝動的に台所にあった醤油を五合飲みほしてしまったというのです。私は自分の外泊許可の判断が早計だったことに責任を感じ、自分で電車を乗り継いで彼女の自宅に迎えに行きました。その時は彼女の家への道すがら、悔しく情けない気持ちでいっぱいになりました。そして私は彼女にあてつけられた、裏切られた、コントロールされた、という気持ちを持ったことを覚えています。

また思春期病棟でリストカットを繰り返す男性患者さんを担当した時も同じことを思いました。当直中にリストカットをした彼に懇々と説教をし、傷口の手当てをして当直室に戻るとすぐ、病棟のナースから電話がありました。その患者さんは部屋に戻るや否や床のタイルのかけらを使ってその傷口を切り開いてしまい、血が流れ始め、また手当てを最初からやり直さなければならないというのです。私は病室で私のことをあざ笑うかのように傷口を広げている彼の顔が浮かび、「これは明らかに私に対するあてつけだ」という考えを抑え切れませんでした。

しかし今から考えると私はあまりに被害的になっていた気がします。これらの自傷的な行為は私に対するネガティブな感情に基づいた意図的な行為というよりはそれ以前の、かなり「生理学的」なものだったように思えます。ただしこの「生理学的」という言い方には説明が必要です。

私は療法家としての精神衛生のためにも、アクティング・アウトや自傷行為にはひとつの見方をとるようにしています。それはこれらの行為は、患者さんが心に起きている緊張を解放し、カタルシスを味わうことを目的としているのだという見方です。そしてその心の緊張はあらゆる原因で、あるいは明らかな原因もなく生じる可能性があり、それ自体は脳内の生理的なプロセスとしか表現できないものであることが多いのです。もちろん私は精神分析を専門としている以上、その背後に療法家に対する攻撃性や操作的な意図を全く否定するつもりはありません。否、おそらくそれは患者さんの心のどこかに常に存在しているのでしょう。しかしたとえそれを感じた上でも、いったんは目をつぶることにより逆説的に得られる効用もまた大きいのです。

実際リストカットやその他の自傷行為を行なう患者さんに話を聞くと、彼女たちがある種のモヤモヤした気分や焦燥感をどうすることもできず、それを解放して安堵感を得るために体を傷つけているのだという話を非常に頻繁に聞きます。(ここでは詳しく述べませんが、嗜癖傾向を伴った行為、たとえばギャンブルや買い物強迫、窃盗強迫、露出癖、過食その他についても同様のことが言えます)。私はアクティング・アウト一般についても同様の見方をすることができると思います。そしてそれが繰り返される場合には、何らかの衝動が高まり、それが一度や二度のアクティング・アウトでは解消仕切れないのだ、と考えることにしています。くしゃみも一回ではおさまらないことが多いように、アクティング・アウトも緊張を十分に解放するためには一度では足りないことがあるのでしょう。

これはアクティング・アウトを一種の防衛機制と考える根拠ともなります。つまりその緊張が高まった末に、より深刻で自己破壊的な行動に出てしまう前に、一種のガス抜きをするという意味があるのです。ただしアクティング・アウトはそれ自体が破壊的で危険なものですから、それを起こさずにすめば、それに越したことはありません(さらに後述)。

このようにアクティング・アウトを「生理学的」に捉えたからといって、その患者さんに対する精神療法的なアプローチが意味を失うことはないでしょう。このような「生理学的」な捉え方は薬物によりアクティング・アウトをできるだけ抑えるという生物学的な方向だけでなく、その衝動を高めているような何らかの心因を探るという方針をも生むからです。そしてもちろん、アクティング・アウトの背後にある攻撃性がどうしても気になる療法家の場合は、率直にそれが何か自分に向けられた気がしてしまうということを、それは単に自分の気の回しすぎかもしれないという可能性も含めて扱ってもいいでしょう。それは実際に患者さんの隠された怒りを明らかにすることに役立つかもしれないからです。そのような心理学的なアプローチは、「生理学的」な理解と共存しても一向に差し支えませんし、むしろそのように心身両面に配慮する姿勢が理想なのでしょう。

あるボーダーラインの治療の専門家はこう言っていました。「患者さんがアクティング・アウトを繰り返す場合、そのネガティブな面ばかりではなく、ポジティブな面も患者さんと一緒に話し合えるようにならないと、治療が進展しないだろう」と。「リストカットが、どのような良い効果を持つか?」を患者さんと論じるのは馬鹿げていると思われるかもしれません。もちろんリストカットは危険な行為であり、多くの問題を伴います。しかし患者さんによっては、療法家と「もう二度とリストカットはしません」などという契約をしぶしぶ交わした後、次のような本音を漏らすことがあります。

「さっきはあんな約束をしたけれど、これでストレス解消になるんだから、正直言ってどうしてやめなければならないかわかりません。少し血を見れば落ち着くんだし、それに自分は死ぬつもりでやっているんじゃないんです。そこのところを誰もわかってくれないのです」

このような主張を前に、一瞬言葉を失ったことが私には何度かあります。患者さんの言い分もつくづくもっともだからです。患者さんにリストカットをたしなめる臨床家は、少なくともこのような患者さんの主張に対して何らかの説得力ある答を用意しておかなくてはならないでしょう。

▒自傷行為と自殺企図とは別々のものである

自傷行為を理解する際に重要なのは、それをとりあえずは自殺企図と分けて考えることです。先ほど述べたとおり、自傷行為は多くの場合、精神の緊張を低める目的でなされ、死にたいという願望とは無関係です。過去に自殺企図を起こしている人でない限りは、その人の自傷行為は実際の自殺の危険性とはむしろ逆相関の関係にあるという報告さえあります。療法家から見ればとんでもない行為でも、本人にとってはむしろ日常化した行動パターンであることが普通です。

私は自傷行為を行なう患者さんにルーチンのように確かめることがあります。それはその最中に痛みを覚えるか、ということです。するとほとんどの患者さんは痛みを感じず、むしろ血の赤い色を見ることで安堵感を覚えると語ります。彼らにとっての自傷行為は、ちょうど精神安定剤を服用するようなニュアンスがあることが多いのです。

私の理解では、繰り返される自傷行為は多くの場合、その患者さんが過去に負った精神的な外傷（虐待、養育の放棄その他）とも非常に深い関係があります。自傷行為はそのような外傷体験を乗り越える上で用いられ、その行為に向かう衝動はそもそも幼少時から何らかの形を取って続いていた可能性が非常に強いのです。自傷行為という、それ自体がまれで生物としての本能に反する衝動は、通常の生育状況では発現してこないはずのものなのです。

このような知見は、最近になり外傷性の障害に関して数多くの研究がなされる中で明らかにされてきました。そしてこの考え方に立てば、自傷行為は通常では起きないはずの苛酷な生育環境で育った患者さんたちが、精神的な意味で生き残るために、ないしは生きているという実感を取り戻すために用いられてきた手段と考えることもできます。手首を切るという行為がどうして緊張を解放したり、生きているという実感を生んだりするかについては詳しいことはまだわかっていません。将来の精神医学や大脳生理学の課題といえるでしょう。

それでも自傷行為は「危険」である

これまでの私の主張は、「療法家はリストカットにいたずらに大騒ぎする必要はない」、と聞こえそうですが、次の点も急いで付け加えなくてはなりません。患者さんの自傷行為は同時にさまざまな意味で危険を含む、決して侮れない行為でもあります。療法家が自傷行為に「理解を示す」ことは、病棟のスタッフ全体が自傷行為について深い経験と理解を持っていない場合にはむしろ非常に大きな不信感を招きかねません。自傷行為をあまり扱いなれていない看護スタッフの多くは、自傷行為を見たらすぐさま「摘発する」「取り締まる」という方向に向かいます。それに躊躇する療法家は「患者さんに甘い」「自傷行為を促進している」と取られかねません。精神科医でもある療法家の場合は、病棟管理能力のないものと見なされてしまう可能性もあります。

その意味では患者さんの自傷行為やアクティング・アウトを扱う際には、療法家（特に病棟の精神科医）は患者さんそのものだけでなく看護スタッフに対しても心を砕く必要がある場合もあります。

さらには先ほども述べたとおり、自傷行為の直接の危険性を強調しないわけには行きません。それは感染や大量出血の可能性です。私の知っているある非常に有名な精神病院で、病室の患者さんがリストカットによる出血多量がもとで亡くなったというケースがありました。そして病院側は入院患者の管理不十分ということで訴えられ、大問題に発展してしまったのです。これは改めて自傷行為の危険性を再認識させてくれました。

先ほどの自傷行為と自殺との逆相関関係というのも、あくまでもその自傷行為が自殺願望を伴ったものではない場合に言えることです。逆に自殺願望を伴った自傷行為は、自殺率と正の相関関係を持っています。ボーダーラインの患者さんの自殺率は決して無視できず（ほぼ十％の自殺率が報告されています）、その一部は自傷行為との関係で生じるからです。すなわちそれ自体は自殺を目的としていなくても、患者さんの持つ衝動性とあいまって、結果的に致死的になってしまうことも少なくありません。

■治療する、というよりは管理（マネージメント）する

ボーダーラインの治療について締めくくるにあたって、次の点を強調したいと思います。それは療法家が持つべき心構えについてです。

私がいつも気になるのは、療法家の次のような議論です。「この患者は治療の目的に添ってあまり努力せず、特に進歩が見られないから、精神療法をこれ以上続ける意味はない」。これはもっともらしく聞こえるようでいて、療法家の側に立った論理に過ぎません。療法家が望むような進歩を見せない患者さんを厄介払いするための口実として用いられることすらあるのです。あるいはそれにお金を出し渋っている保険会社の言い分のようにも聞こえます。

そもそもある療法（薬物等も含めて）により改善が見られなかったら、その療法は必要ないという考え方自体が根本的に短絡的です。本来なら悪化するはずの病状が、その療法により支えられて現状維持しているのかもしれません。そしてこの事情はボーダーラインの治療の場合に特に当てはまります。前章でも書きましたが、短期間の治療でボーダーラインの患者さんにすぐに目に見えた治療効果

を期待することは現実的ではありません。だから精神療法が有効でないかといえば話は別です。

私はボーダーラインの患者さんの治療に関しては、療法家の役目は患者さんを治すことではなく、むしろ管理することなんだ、と捉えなおすことも大切だと考えています。特に重症のボーダーラインの患者さんの場合、療法家が自分の力を過信したり、患者さんに過剰な期待を持ったりすることは禁物です。前章では年齢と共にボーダーラインの患者さんの華々しい症状はおさまる傾向にあるという話をしましたが、療法家が自分の役割は、患者さんをそれまで安全にマネージメントすることなんだ、と割り切ることで、かえって息の長い治療関係を続けることができるかもしれません。この点は前章でも述べたとおりです。

このことから私は、ウィニコットが、療法家が「生き残る」重要性を強調したことを思い出します。このウィニコットの「生き残る」という概念は非常に含蓄が深いものですが、その中には療法家が進歩の見られない患者さんを人間として見捨てずにいることも含まれるのです。

第十章 精神療法とロジャース その一

本章と次の章でロジャースの理論について考えることにします。といっても私はロジャース理論に関して門外漢といえます。むしろ私が専門にしている精神分析の立場から、ロジャース理論がどのように「見える」のかを明らかにしてみたいのです。別の理論についてこのように検討することで、精神分析的な療法の持つ特徴と限界を考える機会になればと考えます。

ところでこのロジャースについての議論は、特に心理関係の読者の方に関心を持っていただけるのではないでしょうか？ そもそもロジャースの理論は主として心理療法士により受け入れられてきたという経緯があります。それに比べて私が学んで来た精神分析的な精神療法は、むしろ精神科医に馴染みが深いという漠然とした「棲み分け」がわが国には存在します。しかしそれはあまり意味のない

「棲み分け」であり、これからはそういった垣根が取り払われ、相互に学ぶべき面を吸収していく時代です。この「自然流」でも学派にはとらわれず、学ぶべき点は種々の理論から学びつつ、しかも療法家自身の本来の持ち味を生かすことを目指しています。

ロジャース派と精神分析との対立

まずはロジャース理論と精神分析との微妙な関係に触れておきます。というのは両者はどこかに相容れないところがあり、それだからこそ精神分析がロジャース理論から学ぶためには、その対立点を最初に明らかにすることが必要なのです。

しばらく前、私の所属している分析協会の老練の教育分析家ドクターIに、ロジャースに関する資料を貸してくれないかと尋ねたことがあります。彼は心理学博士ですから、きっとロジャースに関する情報も多く持っているのではないかと思ったのです。すると彼は黙ったまま、まじまじと私の顔を眺め、それからいかにも情けない、という顔で言いました。「まずいったい君がロジャースの何を知りたいのか、それを私は聞きたいよ」。私がそれだけで圧倒されて、口をもごもごさせてやっと「いや、精神分析とロジャース理論を比較してみたいんです」と言うと、ドクターIは極めて断定的にこう言いました。

「君ね、ひとつだけ言っておこう。ロジャースの主張には論理なんて何もないんだよ。まじめな精神分析家が注意を向けるに値するようなものじゃないね」と、これで終わりでした。私は心の中で、「私が本当に問題だと思うのは、それこそこういう硬直した態度なんだけどなあ」と呟きましたが黙っていました。もちろん私はロジャース理論に全面的に共感しているわけではありません。しかし自分たちとは違う考えをもつ人を最初から頭ごなしに否定するような態度に私は失望してしまうのです。ただし私自身も精神分析の内部に属している以上は、その最高の権威をもっている教育分析家に向かって議論を吹きかけることはできませんでした。

■そもそもロジャースとはどのような人でしょうか?

そこで、少なくとも一部の分析家たちからは「とんでもない人」という扱いを受けているロジャースとは、どういう人なのでしょうか? 本書の読者の多くの方は、「ロジャースとは一体どのような人か?」について簡単な説明を必要としているかもしれません。なぜならロジャース理論はかつて日本のカウンセリングの世界(ここで言う「カウンセリング」は大雑把に言えば、私たちが「精神療法」と呼んでいるものと同じと考えて差し支えありません)を席巻したものの、徐々にその影響力を失い、一部からはもう過去の遺物として扱われる傾向にあるからです。しかしロジャースは間接的には今でも多くの療法家の心に影響を与えています。たとえば音楽で言えば、ジミー・ヘンドリクスのようなものです。六〇年代に活躍した天才的なギタリストである彼の名前が今の若い世代にはあまりピンと来ないとしても、現在のギタリストの多くが直接間接に「ジミ・ヘン」の影響を受けているというわけです。

そこでロジャースとはどのような人かを簡単に言えば、彼は今から半世紀ほど前にアメリカのカウンセリング界にひとつの革命を起こした心理学者でした。その「非指示的」（つまり療法家は「ああしたらどうか？　こうしたらいいのではないか？」という指示を患者さんに一切与えないという意味）なアプローチや、「クライエント中心」といった考え方は、心理学者の間で絶大な支持を得て、日本にも導入されました。一時はカウンセリングといえばロジャース、といえるほどに日本のカウンセリング界に影響を及ぼしたことは、先ほど述べたとおりです。

ただロジャース本人は一九六〇年代頃から個人カウンセリングよりはむしろ同じ原則を一般の人々に用いた「エンカウンター・グループ」の方に関心を向け、そちらの方で広く名を知られるようになったという経緯があります。

（ちなみにロジャースは患者さんのことを「クライエント」と呼んでいますが、本書ではこれまで通り「患者さん」と呼ぶことにします）

▒いわゆる「ロジャースのトリアス」とは?

ここでロジャースの治療理論について簡単にまとめてみます。以下は彼が、心理療法家が備えなくてはならない三つの条件として示したものであり、「ロジャースのトリアス」と呼ばれるものです。

●本物らしさ(genuineness):療法家は一切の見せかけや仮面を捨て、嘘偽りのない態度で患者さんに接しなくてはならない。つまり裏表があることは許されず、常に患者さんに対して「透明」でなくてはならない。

●共感(empathy):療法家は患者さんの体験や気持ちを、常にあたかも自分のもののように感じ取り、またそのことを患者さんに伝えなくてはならない。(ただしそうすることは、その患者さんの体験や気持ちに対して、正しいか否かの判断を下したり、意見を言ったりすることではない)。

●無条件の肯定的なまなざし(unconditional positive regard):療法家は患者さんに対して無条件的に(絶対的に)それを肯定する態度を取らなくてはならない。

以上はできるだけロジャース自身の用語を使って説明したものです。これらに対する皆さんの反応にはさまざまなものがあるでしょう。もし皆さんが精神分析の立場をあまり認めていないのであれば、これらの主張は比較的すんなり頭に入ってくるかもしれません。そしてその反応はだいたい次の二つに分かれるでしょう。

ひとつは、「何だか、当たり前のことを言っているようだな」というものです。つまり療法家のあるべき姿としてロジャースが提唱しているのは、どれも当然のことであるという見方です。

もうひとつは少し懐疑的な姿勢です。「大体主張はわかるが、これだけでは何とも言いようがないな。だいたいロジャースはこれらの原則が確実に守れるとどこまで本気で思っていたのだろうか？」というものです。これはたとえば「療法家は本当に仮面を捨て去ることなどできるものだろうか？」あるいは「療法家は患者さんを全面的に肯定することなどできるのだろうか？」という風に、ロジャースの主張がどこまで妥当なのかを疑ってかかる姿勢です。

ところがもし分析的な治療を行なっている療法家なら、全く別の感想を持つ可能性があります。彼らの反応は「なんだかあまりに精神分析とは違う世界の話で、何とも評価の仕様がないな」。あるいは「フロイトだったら怒り出すような、とんでもない理論である！」かもしれません。そしてその典型的なものが、最初に書いた、教育分析家ドクターIの反応だったわけです。

ちなみにロジャース派と精神分析との対立は、ある意味では政治的なものです。ロジャース理論の発祥の地であり、精神分析の繁栄の地のひとつでもあるアメリカのシカゴでは、半世紀ほど前までは医学部精神科と文科系の心理学科との間で、心の臨床に関してどちらが主導権を握るかに関する争いがあったのです。そこでは精神医学が臨床心理学に対して、「医者でもないのに臨床をしているのは違法だ！」と糾弾していたそうです。日本においてはそのような争いは明らかではなかったものの、精神科医と心理士がいまだに別々の世界に属しているという観は否めません。

なぜロジャース理論が精神分析をいらだたせるのか？

ここで最初のテーマに戻って、精神分析から見たロジャース理論について述べてみます。なぜロジャース理論は一部の分析家をいらだたせるのでしょうか？

ロジャースは人の話を聞く天才だったようです。そしてある意味では人を癒すことに関しても天賦の才を持っていたのです。彼の著作は日本でも二十何巻にも及び翻訳されていますが、その中で、彼は結局自分自身の治療哲学として次のことを言い続けていました。

「患者さんにエネルギーを注ぎなさい。愛を与えなさい。その分だけ患者さんを救うことができますよ」。これはあまりに単純であり、同時に深い真実を含んだ主張でした。ロジャースはこれを愚直なまでに推し進めようとしたのです。

一方の精神分析はといえば、心を探る方法にひとつのサイエンスとしての形式を与えようとしていました。そしてそのためには心の理論を打ち立て、それを癒すための科学的な方法論を必要としたのです。その創始者フロイトは局在論、エディプス理論、エネルギー経済論、転移逆転移の理論等、極めて多彩な論理的基盤を提出し、心を癒すのは理論に導かれた技法であるという姿勢を示しました。そして後に続いた数多くの分析家が、そこから出発して独自の理論を築いたのです。

しかし心を癒すことが技法であるという点から出発した精神分析は、結局はそれの限界に突き当たることになります。つまり実際の患者さんたちが理論通りに治癒していくとは限らないという現実が待っていたのです。そしてそれが結局は精神分析の退潮や、精神分析治療を求める患者さんの減少に繋がりました。また同時に精神分析は、それ以外の治療法に対してさまざまな形での譲歩を迫られることになりました。こうして「精神分析は理論や技法ばかりではない」「療法家と患者さんとの良好な関係や、療法家が真摯に患者さんの話に傾聴するという態度もまた症状の改善に繋がるのだ」という議論が、精神分析の内部からも聞こえるようになりました。ところがこれはちょうどロジャースが主張したことと実質的には非常に近いものなのです。

結局ここ三十年ほどの間にアメリカで起きたことは、理論的にはるかに精緻だったはずの精神分析が、それよりずっとシンプルなロジャースの治療論を前にして、そこに含まれていた真実を、少なくとも部分的に認めざるを得なくなったという事態でした。これでは伝統的な分析家たちが苛立たない方がおかしいというものです。

以上、若干ロジャースに肩入れした形で精神分析とロジャース理論の関係を描いてみましたが、実はロジャース理論の内部にも大きな問題点が含まれていたのです。そしてそれがロジャース理論そのものの衰退を招いたことも事実です。私たちが精神分析とロジャース理論の両方から学べるものを学ぶ、という態度をめざす以上、このロジャース理論の問題点にも目を向ける必要があります。それを次の章で見ていきましょう。

第十一章　精神療法とロジャース　その二

エンカウンター・グループに対する私の偏見

この章では精神療法に関するロジャース理論の問題点について考えてみます。そしてそのためにちょっと回り道をしてエンカウンター・グループの話から始めましょう。

エンカウンター・グループは、ロジャースが個人カウンセリングから距離をおき始めた一九六〇年代以降に推進したものであり、いわば彼のライフワークでした。そしてある意味では彼の治療観を最も端的に示したものだったのです。日本にも七〇年代頃から導入され、その他の米国産の療法と合流して独自の体裁を整え、「自己開発セミナー」等のさまざまな名前のもとに広まりました。現在では下火になって来ているとはいえ、今でも多くのセミナーが存在するようです。

典型的なものは、数日間にわたってホテルやリゾート地で泊り込みで行なわれるものです。そこではトレーナーの指導の下にロールプレイングその他さまざまな状況で直接的な感情表現が促されます。たとえば他の参加者に面と向かって相手のどこが嫌いかを直接口に出し合ったりします。このように日常の人間関係では抑えられているような直接の感情表現を伴った交流を行なうことで、参加者はしばしば高揚感を体験し、新しい自分を発見したという感覚を持ちます。この種のセミナーに関しては専門家の間でも賛否両論がありますが、体験者の中にはそれが自分の人生にとって非常に貴重な体験であったと報告する人もいます。

ところで私のこのグループに対する態度を言えば、それは「食わず嫌い」です。私自身はグループ体験はそれなりに持っていますが、エンカウンター・グループそのものに参加したことはありません。そのくせに「エンカウンター・グループに参加することだけは避けよう」と思っているわけです。もっともいったん参加する機会があったら、コロッと変わり、早速トレーナーの資格取得をめざして精進するかもしれません。ですから興味だけは人一倍あるわけです。

ただし私が全くエンカウンター・グループとの接触がなかったかといえば、そうではありません。身近にエンカウンター・グループに参加した人の体験談を聞く機会も多くありました。また精神病院に勤めていると、時々エンカウンター・グループに参加しているうちに発症してしまった患者さんが送られてきますから、彼らの体験談を興味深く聞くこともあります。

ここで誤解を避けるために言えば、私のエンカウンター・グループに対する「食わず嫌い」は、この発症の危険性のためではありません。一般のグループ療法でも、それがインテンシブに行なわれた場合には精神病や躁状態の発症は皆無ではないのです。それにこれはむしろ、エンカウンター・グループが非常にパワフルな体験であることを示しています。私はエンカウンター・グループのそのような側面にはとても興味を掻き立てられますし、その治療的な可能性は非常に大きいものと考えています。

▒私の「食わず嫌い」の理由

そこで私の「食わず嫌い」の理由についてもう少しはっきりさせなくてはなりません。実は私は自分がエンカウンター・グループに参加した場合に、次のようなことが起きることを想像してしまうのです。

グループのトレーナーが、「さあ心を開いて、今本当に感じていることを表現しましょう」と呼びかけ、それに応じて周りのメンバーが自分の気持ちを感情をこめて話し始めます。ところが私はその言葉に素直に従うことができず、なんとなくグループへの参加の仕方に腰が引けます。するとリーダーがそんな私に気がついて「どうしたんですか？　他のみんなはあんなに心を開いているんですよ。あなたは素になることが本当に下手なようですね。いつも偽りの仮面をつけて無理して生きているのでしょう」というようなことを言います。こう言われると私は「確かにそうかもしれない。いつも自分は肩肘を張って生きてきたんだ」と考えてしまいます。しかしそう思えば思うほどますます意地を張って、かたくなに「心を開く」ことを拒絶してしまうのです。そしてメンバーの皆から冷たい目で見られ、私はますます深く落ち込むのです。しかし私は同時にこう思うでしょう。「本当の自分ってなんだろう？　周りのみんなはどうしてあんなに自分の気持ちを出せるんだろう？」「でもあれが本当の自分だ、と彼らはどこまで真剣に思っているんだろうか？」

ただしこのファンタジーは私が十年位前によく思い描いたものです。今の私には変な知恵がついていますから、トレーナーから目をつけられないために、最初から「自然」で「素」の自分を演出するかもしれません。そして「自然」になれない他のメンバーに対して優越感を伴った非難のまなざしを向けるでしょう。それでいて、「自然」らしさを演じられてしまうことの違和感を同時に体験し、ますますその場にいたくなくなってしまうのです。

「真の自分」とは何か？

このエンカウンター・グループの例に表されるような「真の自分」を強調する考え方は、結局は前章で書いたロジャースのトリアスのひとつである「真実さ（genuineness）」の概念に端的に表現されています。つまり「療法家は本当の自分を患者さんに示さなくてはならない」というものです。それは患者さんが「真の自分」を発見し、それを受け入れるようになるために、まず療法家が範を示すという意味を持ちます。ロジャースはこのように「真の自分」を見出すことがその人の精神の健康につながるという考えを頑ななまでに推し進めたのであり、それが彼の理論の真骨頂だったと言えます。

ところがエンカウンター・グループに対する私の懸念は、まさにこの「真の自分」という考え方そのものに向けられています。私には「真の自分」「本当の自分」という概念が含みうる欺瞞性、虚構性に対する警戒の念が湧くのです。「真の自分」なんてそんなに気安く論じられるものだろうか？という気持ちの方が先に立ってしまうのです。

それだけなら私の単なる好みの問題かもしれませんが、さらにこの概念を治療手段として具体的に用いる際にも問題が生じます。患者さんの心に「隠された真の感情」「真の意図」を探るという姿勢は、時にはさまざまな悪影響を与える危険性をはらんでいるのです。それは一種の根問いになってしまい、結局誰にも真相のわからないことをいつまでも追求し続けることになります。そして結局は患者さんの「真の感情」や「真の意図」だと療法家にとって思えることが患者さんに押し付けられてしまう危険性を伴います。

ただし矛盾した言い方になりますが、表面上の言葉や行動の背後に隠されたものを探ることは、ある意味では精神分析の基本的な考えであることも事実です。それは分析的な心得を持った精神療法家ならある程度身についた考え方や治療指針であり、私もその例外ではありません。

結局「真の自分」「本当の意図」「本当の気持ち」等の概念を一切用いるなと言われると、療法家は身動きが取れなくなってしまうでしょう。「本当の自分」はいわば理念ないしは幻想として私たちが心のどこかに持ち、それを知らず知らずに自分や他人の中に追い求めるようなものです。そして自分や他人が自らの心の一部を明らかな形で偽っている時には、「真の自分」を追及しようとする姿勢にはそれなりの目的や存在意義があるでしょう。しかしこの概念が頻繁にかつ無反省に、あるいはそれが実体化されたかのように用いられる傾向に対して、私は警戒や危惧の念を持つわけです。

■それでもとりあえず「真の自分」を認めたとしたら？

このように「真の自分」という考え方はロジャースの概念の中で非常に重要な位置を占めるために、これを受け入れないとその理論全体を疑問視しなくてはならなくなります。そこでいったんはこの「真の自分」という概念を認めたとしましょう。どうせ結局は日常的なレベルではよく用いられる概念なのですから。読者の中にも、別に「真の自分」という考えに、私ほどに違和感をもたない方もいらっしゃることでしょう。

しかしこの考えを受け入れたとしても、さっそく別の疑問に突き当たります。それは「たとえ人間が真の姿というものを持っていたとしても、それをさらけ出して接し合えば、それで本当にいいのだろうか？」ということです。この点に関して、私の考えはどうしても次のような方向に進みます。「いくら『真の自分』に到達したとしても、それが他人に対する怒りや羨望に満ちているとしたら、それを剥き出しにすることで人間同士の深い結び付きが生まれると考えることには無理があるのではないか？」。この「真の自分」を示すことが治療的であるためには、必然的にそれは慈愛に満ちたものであり、悪意や攻撃性は最少限しか含んではならないことになります。つまりロジャースの治療理論は性善説に従って人間を非常に楽観的に捉えることではじめて意味を持つのです。

もちろんロジャース自身は情愛が深く、まさにこのような楽観的な人間の捉え方を持っていたようですから、自分自身の中に矛盾は感じていなかったのでしょう。実際ロジャースの理論はカウンセリングという体裁を取りつつ、本来的にはキリスト教における愛を語っているのだという見方もあるくらいです。（ロジャースは治療者を目指す前は、一心に牧師への道を歩んでいたということを知っておくのは重要です）。そしてそれは前章でご紹介した、療法家の持つべき姿勢である「トリアス」の中の「療法家の無条件の肯定的まなざし」により表現されています。これは「療法家は患者さんを条件付きでなく愛せよ、『〜だから、〜でないから』愛するという姿勢を捨てよ」ということです。

ところが一見理屈にかなったこの「療法家の無条件の肯定的まなざし」もまた大きな矛盾を抱えて

いると私は考えます。これは「真の自分」という概念の持つ問題よりさらに込み入ったものなのです。

▒「無条件の肯定的まなざし」が持つ問題

率直に言えば、私はロジャースの「無条件の肯定的まなざし」は、現実の人に向けることは本来的に不可能だと思います。それは先ほどの「真の自分」と同様に、あくまでも理念上のものであって、私たちが幻想としてのみ持つものなのです。それをあたかも実在していたり、実現可能なもののように扱ったりすればさまざまな混乱が生じてしまうでしょう。その代わりに私が主張したいのは、「人間は本来的に、無条件的に他人を愛することができないことを自覚することが、本当の意味で他人を愛することにつながる」ということです。そしてそれは療法家の姿勢にも当てはまります。

私がこう主張する根拠についてできるだけわかりやすく説明いたしましょう。少し理屈っぽくなりますが、ご容赦ください。

もしあなたが母親で、自分の幼い娘さんに対して深い愛情を注いでいると感じているとします。子を持った経験のある人なら、あるいは親に深く愛されたという経験がある人なら、この種の愛情がどういうものかについて実感を持っておられるでしょう。それではこのような愛情は「無条件的」でしょうか？　ロジャースならきっとそう呼ぶでしょうし、読者の方の多くもそう思うのではないでしょうか？

さて「無条件的」な愛とはロジャースによれば「あなたが〜だから愛する」という条件が一切ないような愛情ということです。相手がどうかわっても、なにをしても、常に愛情を注ぐというものです。そこでまずあなたに「娘さんのどこが好きですか？」と聞いてみます。するとあなたの頭には即座にいくつかの答えが浮かんでくるでしょう。「この子のふっくらしたほっぺたや、少し舌足らずの喋り方や、甘えた時のしぐさが好きです」というような答えです。

それを聞いたロジャースはきっとこう言うでしょう。「あなたが娘さんを愛する気持ちはよくわかります。でも、もちろんあなたの愛は、彼女がふっくらしたほっぺたをしていたり、舌足らずの喋り方をするからだけではないはずですよね。無条件な愛とはそれらを超えたものです」。ところがあなたはその言葉に一方ではうなずきつつも、他方では疑問を抱く部分がきっとあるはずです。

まずうなずく面はこうです。「確かにそうだわ。もしこの子が病気になって痩せこけて、ほっぺたが萎んでも、寝たきりになってまったく力が出ず、そのかわいい声が聞けなくなっても、私がこの子を愛することにかわりないでしょう。その意味ではふっくらしたほっぺたは私がこの子を愛する上での必要条件ではないんだわ」。しかしあなたはこう問われたら、やはり困惑するでしょう。「ではもしあなたが娘さんの好きな部分が何かの原因ですべて失われてしまったら、それでも彼女を愛する自信がありますか？」

ここでこんどは若干不条理な質問をしてみます。実際にそのような事態が生じるような状況は考えられませんが、想像をたくましくして次のような状況を想定してみてください。もしその娘さんに何かが起きて、全くその面影が消えてしまったら？　姿も声も全く違ってしまったら？　あるいはある日突然全く自分に愛着を示さなくなり、むしろしばらく面倒を見てもらったベビーシッターにしか微笑みかけなくなったら？　突然記憶喪失になり、あなたのことを母親として全く認識しなくなったら？　さらには自分の娘だと信じていたその娘さんが、実は生まれたときに他の赤ちゃんとすり替えられていることがわかったら？　もっと極端に、童話の世界に出てくるように、一度死んでまったく変わり果てた動物の姿に生まれ代わってあなたの前に現れたら？……。おそらくあなたはそれでも、そのすっかり変わってしまった娘さん（とあなたがまだ呼ぶつもりがあるなら、ですが）を愛し続けることの意味がわからなくなってしまうでしょう。

私が言いたいのは、愛する対象の持っている属性にまったく無関係に向けられる愛情というのは、理念上のものでしかないということです。さもなければ、親子の間でしばしば他人どうしよりもはるかに強い憎しみが生まれることもあるという事実を説明できなくなります。また母親が仮に無条件に近い愛情を子供に持ったとしても、それを向けられた子供がそれを糧にすることができるかどうかという問題とは別です。それほど強い愛情を向けられた子供は逆に耐えられないほどの重圧を感じるかもしれません。愛とは同時に相手を束縛するものでもありえます。子供がそこから逃れるために全力を振り絞らなくてはならないような親の愛を、無条件の愛と呼ぶなら、それが人間にとって必要であるかどうかという問題について、ロジャースほどに肯定的になることには、私はためらいがあります。

愛の持つ二つの矛盾する側面——無条件的な側面と条件的な側面

このような思考上の実験が示しているのは、人を愛するということがある矛盾を抱えているということです。一方にはその人のあらゆる条件を超えて、いわばその全体、ないしは本質に対して愛を向けていると感じられる瞬間があります。これはロジャースの「無条件的な肯定的まなざし」に近いものなのでしょう。先ほど述べたとおり、これは観念の世界でのみ存在するものです。ところがこれは同時に現実の対象の具体的なあり方に依存せざるをえません。なぜならその「本質」はといえば、その人が備える具体的な属性（たとえばその人の声やしぐさ、癖や性格など）の全体から抽出されるようなものなのです。つまり無条件的な愛は、相手の持つ属性に対する愛、すなわち条件的な愛なしには成立し得ないということになります。

相手の持つ具体的な属性の中には、場合によってはあなたの愛情を弱めたり、逆に嫌悪の情を起こしたりするものもあります。「こんな口答えをされると、いくら実の子でも本気で憎むこともある」という親の声をよく聞きますが、生きている人間はその時々でお互いにさまざまな感情を相手に対して持つものであり、それは常に愛情だけとは限りません。その意味では、愛情には条件付きの側面もあるのです。

ここで私たちが繰り返し認識しなくてはならないのは、このうち無条件的な愛情の部分は、現実の対象に向かっているのでは必ずしもないということです。それは主として心の中にある対象のイメージ、精神分析の用語ではいわゆる「内的対象」に向けられたものなのです。たとえば先ほどの母親と子の例で、私の不条理な問いに対して、母親であるあなたはこう言うこともできるでしょう。「たとえこの子がどんなに姿を変えても、私の心の中にはいつもの姿のあの子が棲んでいます。私はその子を愛し続けます」。この「心の中のあの子」という「内的対象」のイメージがある限り、現実の娘さんがどのように変わり果てても、あなたは愛し続けることができるのです。ただしそのような心の中の「あの子」にしがみつかなくてはならないということは、逆に目の前の変わり果てたわが子をそのままの姿では愛し続けることが困難であるということを表明しているとも言えるでしょう。

■無条件的な愛は結局アガペー（隣人愛）だろう

以上のような意味で、ロジャースのいう「無条件的な肯定的まなざし」を具体的な対象に向けることは、理屈から考えて困難であり、厳密な意味では不可能であると割り切って考えるべきでしょう。

愛とは具体的な対象に向かった途端にすぐに条件付きの部分を帯びてしまうからです。それに比べて無条件的な愛はむしろ抽象性を帯びた対象に、つまり心の中の対象、内的対象にのみ向けるべき性質のものなのです。

　では私たちは無条件的な愛（あるいはそれに近いもの）をどうして内的対象に対してなら向けることができるのでしょうか？　それは内的対象が現実の対象に投影されて、その具体的な属性を常に上書きするために、それ自身が現実から影響を受けることがあまりなく、事実上普遍的な性質を得るからです。目の前の子がどんなに変わっても、どんなに成長して生意気な口をきくようになっても、結局は「あのあどけない無垢な娘」という内的対象像が投影されるからこそ、それに対して変わらない愛を与え続けられるのです。

　このように考えると、私としては次のような結論に至らざるを得ません。「人間は誰かを愛するというポテンシャルないしはエネルギーを最初から持っている。そしてそれが現実の誰かに出会った時に、それをもとにした内的対象像が形成され、愛はそれに向けられるのだ」。もちろん私たちは相手を憎むというポテンシャルも同じように持っているのでしょう。しかしそれは依然として愛のポテンシャルの存在を否定するものではありません。それこそフロイトが述べたリビドーと破壊本能の本能二元論のように、この両者は生来私たちの中に共存しているのです。

　具体的な人に向けられる前のエネルギー、いわば愛の原型のようなものが、いわゆる隣人愛ないしはアガペーに近いものかもしれません。結局ロジャースが表現しようとしていたのはこの種の愛のことだと私は思っています。

療法家も患者さんを心から愛せなくてもよい

最後に治療論に戻りたいと思います。私たちが至った結論はロジャースとは異なり、私たちは「無条件的な肯定的まなざし」を実際に向けることはできないというところから出発するしかない、ということです。しかし私はロジャースと正反対のことを言っているようで、結局はそれを少しひねっているだけなのです。

私は療法家は自分の姿についてできるだけ現実的になるべきだと思います。それはロジャースのいう「真の自分」を知るということと、その精神としては似ていますが、内容は異なります。私たちの「真の自分」とは、ひとつの顔を持っていません。私たちが患者さんに向ける感情は、愛する面と嫌悪したり苛立ったりする部分からなっているのであり、それがいわば現実の療法家のあり方です。療法家はこれに常にまっすぐ目を向けるしかありません。そして特に自分が患者さんの何に苛立っているかを知ることは、いわゆる逆転移の検討と呼ばれるものに相当し、治療にとって必要不可欠なものなのです。

そして私のこの主張は結局ロジャースの趣旨の本質部分を含んでいます。なぜなら患者さんに対する感情は多くの場合、嫌悪感や憎しみあるいは条件的な愛を差し引いても、ロジャースが「無条件的な愛」として言い表した、隣人愛の部分を持っているからです。そしてそれは療法家が療法家として機能する上で決定的な意味を持つのです。あるいはそれを持たない療法家は、患者さんと治療的に関わることがそもそも不可能でしょう。ただそれをあたかも現実の対象に対して発揮されるように論じることが誤解を生むのだということが、私が繰り返し主張している点なのです。

「自然流のトリアス」

結論として、私はロジャースのトリアスを以下に書き換えることで私自身の立場として取り入れたいと思います。ご興味のある方は、前章のロジャース自身のトリアスと比較してください。

- 自然であること（naturalness）：療法家は患者さんを無条件には愛せないという現実や、患者さんへの嫌悪感や憎しみを自分の中で受け入れつつ、患者さんと接するべきである。
- 共感（empathy）：療法家は患者さんの体験や気持ちを、常にあたかも自分のもののように感じ取り、またそのことは何らかの形で患者さんに伝えられるべきであろう。（ここはロジャースの主張をあまり変えていません）。

●愛他的エネルギー（altruistic energy）：療法家は愛他的なエネルギーを活用できる分だけ、より治療的な存在となる可能性も大きくなるだろう。

本章ではロジャースの概念を若干批判的に書いてみましたが、ここで論じた「患者さんを無条件的に愛せるか？」というテーマを引き継ぐ形で、次の章は「患者さんに腹が立ったらどうするか？」という問題について考えます。

第十二章
患者さんに腹が立ったらどうするか？

患者さんに腹が立ったらどうするか？　これは療法家にとってかなり深刻な問題です。私にも苦手な患者さんがいて、セッションの前に深呼吸をして気持ちを整えなければならない場合があります。一般に私たち療法家は、さまざまな場面で患者さんに怒りを感じることがあります。私たちはそれでも療法家として機能できるのでしょうか？　本章ではこの問題について考えます。

ちなみに本章のテーマもまだロジャースを少し引きずっています。ロジャースが提起した問題のひとつは、「療法家が患者さんをどこまで愛せるか？」ということでした。これに関してロジャースはかなり楽観的でした。つまり彼の主張には、「私たちは人を愛する潜在的な可能性を限りなく持っているのだ」という含みがあったのです。

しかし私の主張はむしろ、「患者さんを全面的に愛せないことを認めることから出発するべきだ（しかし患者さんをどこまで愛せるかは療法家の力量を大きく左右するだろう。だからもちろん愛せるに越したことはない）」というものでした。これはロジャースの主張を私なりに引き継いだものですが、本章の議論はこれを踏襲しつつも、さらに療法家の怒りの問題を含みこむことになります。

■まずは「逆転移」の問題

療法家でない方が、「患者さんに腹が立ったらどうするのか？」という問いを聞いた場合には、憤慨なさるかもしれません。「精神療法というのは、患者さんのことを深く理解し、共感することではないか？　その患者さんに腹を立てるとはどういうことなんだ？」。これはある意味ではもっともな考えです。あるいは「患者さんを嫌いになることは実際にはあるかもしれないが、建前上はあってはならないことであり、こんなことを話題にすることはタブーではないか？」という反応もあり得ます。

しかし精神分析の世界では意外なほどに、患者さんへのネガティブな感情について語ることには抵抗が少ないのです。それは精神分析が他人に対する怒りが生じるメカニズムを説明し、それを解決するための方法論を用意しているからです。

その理論の代表的なものがいわゆる「逆転移」です。逆転移というのはいろいろ定義されていますが、一番問題となる種類の逆転移とは、療法家自身の持っている問題のせいで患者さんに攻撃的な感情を向けるという場合です。たとえば、年配の女性の患者さんに対して、療法家が口うるさい自分の母親に腹を立てるのと同様の感情的な反応をしてしまう、というような現象です。

ところでこの逆転移は無意識的なものと考えられていますから、それを療法家が十分に意識化できた時点でその怒りも解消すると精神分析では考えます。精神分析では願望やファンタジーを無意識に抑圧することからさまざまな問題が生じると考えるからです。しかしもちろん理屈通りに行かない場合もあります。つまりいくらその源を無意識に探って行っても、怒りが解消しない場合もあるのです。

精神分析では療法家の怒りを「投影」の理論によって理解することもあります。投影という心の働きは言葉にすれば複雑になってしまいますが、「療法家の怒りは、実は患者さんの怒りが療法家の心に投影されたものである」というような言い方をします。つまり憎しみや怒りを最初に療法家に向けているのは患者さんの方であり、療法家はいわばその怒りを自分のものにして、患者さんやその他の人に向けるということになります。そしてそのメカニズムに療法家も患者さんも気がつくことで、その怒りも解決すると考えるわけです。

さてもちろん精神分析を専門とする私としては、これらの理論から多くを学んだことは確かですが、怒りの問題をこれらによりすべて解決することができるかは疑問だろうとも考えます。逆転移や投影による怒りという考え方は、療法家の怒りをいわば実際には存在する根拠がない、幻のようなものとして扱うことになります。私はこれらの概念を適宜用いることはありますが、むしろもう少し現実的な怒りについて、つまり療法家が体験する幻でない本当の怒りについて、本章では考えてみたいと思います。

療法家は怒りの感情を持ち難くもあり、持ちやすくもある

これから私は二つの互いに矛盾することを言います。ひとつは療法家はある意味では患者さんに対して怒りを持ちにくいものだ、ということであり、もうひとつは療法家はある意味では怒りの感情を持ちやすいものだ、ということです。これはどちらも正しいのです。

まずは「怒りを持ちにくい」という楽観論の方から始めます。

私はこと精神療法に関しては、治療中に患者さんに対して激しい怒りを体験することはそう頻繁にはないだろう、とたかをくくっています。(同様に患者さんに対して深刻な恋愛感情を持つこともあまりないだろう、と楽観視しています)。職業として患者さんと会うということは、かなりの自省をうながすものです。そこでは非常に多くの感情が自己観察の対象となりますし、怒りにしても恋愛感情にしても同様です。

怒りも恋愛感情も、それらの感情に巻き込まれるような場合には、どこかにそうなることを自分自

身に許容しているところがあるものです。とすればその体験のプロセスを十分に検討し、意識化することで、私たちはある程度それらの感情から距離を置くことができます。私が苦手な患者さんには、深呼吸をしてから治療に望むのも、そのためです。（皆さんも、決して怒りを表現できないような上司の前では、かなり理不尽なことを言われてもその瞬間は耐えることができるでしょう）。

最初から激しい怒りを掻き立ててくる可能性が予想できるような、たとえばボーダーラインの患者さんに対しては、「今度はどのような形で彼（女）から挑発されるんだろう？」と心の準備をしていることで、その怒りが生じるのを未然に防ぐこともある程度は可能なのです。

精神療法家が自らの怒りから守られているもうひとつの理由は、その治療構造、あるいはそこで生じるある種の力関係によります。精神療法とは、療法家がオフィスを構え、そこに悩みを抱えた患者さんが訪れるという構造を持っています。そこで療法家はかなりの主導権を握っています。患者さんを前にしてまずは黙ってその話に耳を傾ける時、療法家は「あなたはここにいらっしゃる以上は自分の心を割って話す用意ができているんですね」というメッセージを送っています。そして患者さんの方も、自分の悩みを解消する手助けを療法家に求めている分だけ、療法家を苛立たせてはいけない、怒らせてはならないという努力を払うものなのです。

他方精神療法以外の治療関係では、療法家はこのような治療構造に守られた特権的な立場に安住できなくなります。私は「プシコ」（冬樹社）という心理学関係の雑誌に連載されている宮子あずささんという方の、「ナースのまなざし」を愛読していますが、ある回での「天に宝を積む」のタイトルのエッセイはこの章の内容との関連で特に興味深く読みました。

宮子さんは深刻な身体的なハンディを持っている患者さんたちを定期的に訪問看護しているのですが、ある日極めて横柄で、看護者をあごで使うような態度の患者さんに出会ったそうです。そして彼女はその患者さんに激しい怒りを覚えるものの、患者さんが重い身体障害に耐え続けていることを考えるとその怒りを直接表現するわけにもいかず、途方にくれたというのです。私だったらつらくて一日も我慢できないのではないかと思うほどの患者さんとの、一種のサドマゾヒスティックな関係がそこに描かれていました。

このような関係がなぜそれほどつらいかと言うと、看護婦としての筆者が、この患者さんに対して当然体験する不満や怒りを表明し、解決するような選択肢をほとんど与えられていないからです。相手が徹底的に弱い立場に立っていることはわかっていますし、その患者さんにいかに非があり、療法家の怒りが正当なものであったとしても、それが表現されたとしたら、それは結局恵まれた人間が不幸な境遇にある人を攻撃するという図式でしかみなされません。筆者はその患者さんに、ある意味でとらわれの身になっているのです。

それに比べれば、オフィスで悠然と構えて、悩みを持つ患者さんが訪れるのを待つという療法家の立場は非常に恵まれているように思えます。ただしそのような精神療法家も、宮子さんが体験するような種類の怒りと無縁ではありません。というのも療法家も時には治療構造内で、やはり患者さんにとらわれの身になることがあるからです。私が「精神療法家はある意味では怒りを体験しやすい」というのはこの意味なのですが、今度はそちらの方の事情を見てみましょう。

▒精神療法家ゆえに体験する「愛他性のしわ寄せ」としての怒り

私は精神療法とは、療法家がセッション中に全力疾走し、そこでできうる限り愛他性を発揮するようなものと捉えています。もちろんその愛他性は治療構造を超えることはなく、セッション終了の時間がくれば療法家はまた自分の日常に戻ります。しかし患者さんが治療時間内に限定された形ではあれ、「療法家から全面的に支持されている」という気持ちになれることは非常に重要でしょうし、多くの療法家はその要求にできるだけ応えようとするものです。

精神療法家が持ちやすい怒りは、このような事情と深く関係しています。療法家は相手を助けたいがために、それができない状況で大きな欲求不満や怒りを体験するのです。それはいわば愛他性のしわ寄せと呼ぶことができるでしょう。これはもちろん療法家自身が処理しなくてはならない問題ということになります。

ひとつ例をあげて見ます。私はＪさんという中年の男性の患者さんと、数年間精神分析の治療関係にありました。私はJさんとの間に一種の同一化が起きてしまい、彼にとっての喜びは私にとっての喜び、彼にとっての悲しみは私の悲しみという状態になりました。これは特定の人の話を毎日聞くという状況では、ある程度不可避的に起きることです。

さて私はJさんとの精神分析が始まって数カ月した頃から、セッションの最後にかなり頻繁に苛立ちを覚えるようになりました。Jさんは私に対する信頼の感情を深め、自分の過去の苦痛に満ちたさまざまな体験を語るようになりました。それはいいのですが、セッションの最後の方になると話はいつもちょうどいいところに差し掛かり、私はセッションの終了を告げることで話の腰を簡単に折るわけにいかなくなってしまうのです。私としてはできるだけJさんに時間を提供したいと思い、話が切れるタイミングを待っているうちに、終了時間は三分、五分と延長されてしまいます。こうして次の患者さんのセッションとの間の時間がなくなってしまい、電話をかけたり、カルテを書いたり、トイレに行ったりといった私の時間が限りなく削られてしまうのです。

ある日この体験をJさんに話すと、Jさんは驚いたように、「どうぞどうぞ、時間が来たら、私の話を中断してください。私は少しもかまいませんよ」と言うばかりです。ところが結果として私の苛立ちは解消するばかりか、ますます高まりました。というのもJさんの話が終了間際に佳境に差し掛かる傾向は少しも変わらないばかりか、Jさんに自由に話を中断するように言われたからには、話に夢中なJさんを止められないのは、私の側の問題ということになってしまったからです。

私はもちろん自分の苛立ちの原因として、Ｊさんのパッシブ・アグレッシビティー（陰湿な攻撃性）の可能性も考えました。しかしそう考えることは私のほうからの逆恨みのようにも思え、それが非常に微妙な問題であるために直接扱いにくく、結局は私の苛立ちも続いたのです。

ちなみにこの問題は、ある日あっけなく解決してしまいました。その頃私たちはセッションを朝一番に持っていましたが、Ｊさんは新たな職を得て朝早くから仕事に行くことになり、遅れないためにはセッションの終了時間をきっちり守らなくてはならなくなりました。そのためにＪさんは自分でアラーム時計を持ち込み、終了時間きっかりに自分でセットしたアラームに促されて話を切り上げて治療室を出て行くようになり、私も終了間際に苛立つ必要がなくなったのです。

もちろんＪさんのパッシブ・アグレッシビティーを十分に扱えなかったのは私の療法家としての限界でしたが、私はＪさんに対する苛立ちを抑えるために費やされていたエネルギーをもう少し有効に用いることができるようになりました。

私はこの体験以来、自分が治療者として日常的に体験する患者さんへの怒りは、その多くが同じパターンをとっていることに気がついたのです。

たとえば外来診療に忙しい日に、いきなり予約なしに訪れる患者さん。「夫の暴力行為に遭った、五分でいいから話を聞いてほしい」、あるいは「財布を盗まれて中の薬を全部なくしてしまった」などと言われると、無碍に追い返すわけにも行かないという気持ちになります。そしてそのために仕事はどんどんしわ寄せされて行き、気力や体力の限界を感じるようになります。

このような状況で感じる怒りは、療法家が相手に何もできないと思い欲求不満になるという問題からくるものであり、基本的には療法家である私の側に由来することは明らかです。勝手なもので、もし何らかの事情で患者さんが誰も訪れず、暇にしている時には、同じような訴えでアポなしに訪れた患者さんをむしろ歓迎するだろうからです。

ただしこの愛他性のしわ寄せとしての怒りは、あながち否定的な意味ばかりを持ってはいません。この種の苛立ちをまったく持たないとしたら、その療法家は自分にできることとできないことの区別を明確にし、これ以上は自分は力を注がない、と割り切っているということになります。しかしそれは患者さんの側からは、柔軟性のなさと映る可能性があります。私としては、患者さんにどこまで貢献できるのか、どこからは譲れないかについての迷いと戦いながら治療を進めるような療法家のほうにより人間らしさを感じます。もちろんそのために自分に苛立ち、精神的に潰れてしまって療法家として機能できなくなっては元も子もないわけですが。

■療法家として当然持つべき怒り――子育ての体験から得た教訓

さて今述べた、愛他性のしわ寄せとしての怒りは、それが起きないに越したことはないような（ただしそれが起きるとしても理解可能な）種類のものでしたが、以下に述べる種類の怒り、すなわち患者さんが治療構造を侵害しようとすることに対する怒りは、それとは性質を異にするものです。それは療法家として当然持つべき怒り、それを治療に反映させなくてはならないような怒りです。これはかつて精神分析家ウィニコットが「客観的な怒り」と呼んだものに通じるのです。

私は時々、「精神療法家が怒るべき時に怒ることがなければ、治療などあり得ないのではないか？」と考えることがあります。もちろんその怒りをすべて患者さんに表現するべきであると言っているわけではありません。療法家が怒りを体験することと、それを直接患者さんに表現することは別のことです。後者はそのやり方によってはいくらでも外傷的となる可能性を秘めています。それがどのように治療的に用いられるべきかについては、療法家が頭を悩ませなくてはならない問題です。しかし療法家の中に、当然患者さんに対して持つべき怒りが最初から感情として生じて来ないとしたら、それは療法家としての限界を意味しているのだろうと思うのです。

私は実はこの発想の主たる部分を、自分の子育ての体験から得ているところがあります。そこでそれを以下に述べてみたいと思います。

私の息子との関わりが私にとって大きな意味を持っているのは、人に対して深い愛情や執着を持つとしたらこういうものだろうということを感じさせてくれるからです。それでいて、さまざまな形での苛立ちや不満や怒りを同時に喚起してくれるのも彼なのです。私が人生の後にも先にもこれほど愛情を向ける対象はおそらくいないでしょうし（ちなみに彼は私の一人息子です）、それを自覚している分だけ彼に対する怒りや苛立ちを感じることに自責的にならずにすんでいるところがあります。

さて私が子育てから得た教訓というのは、次のように文章にしてみたら非常に当たり前のように感じられるでしょう。それは「子供を叱る時は、私は本気で腹を立てているのだ」ということです。逆にそうでない限りは、子供を叱る根拠はあまりないということです。

こんな当たり前の、多くの方にとってはほとんど特別の意味をなさないであろうことが、私にとっては大きな発見だったのです。というのもこれは精神療法家として、子育てに関してそれまで持っていた考えに矛盾することだったからです。

私は息子が生まれる前にはこんなことを考えていました。「子育ても一種の精神療法的なニュアンスがあろう。そして子供に対して怒るのは、あくまでも教育的な配慮からであり、それを良かれと思うからだ。その意味では決して子供に本気で怒ってはいけない」

もちろん私も「子供に決して腹を立ててはいけない」と考えるほど無知だったわけではありませんでした。ただその怒りはあくまで親のエゴであり、直接表現されてしまっては、子供のためにはならないだろうと考えていたのです。ちょうど精神療法で「逆転移はある程度は必然的に体験されるものである。ただそれに関して無反省であってはならない、直接は体験されないに越したことはない」というのと同様の考え方をしていました。

ところが実際の子育てでは、息子からある種の感情を喚起されることと、それに対して反応する、ということの間に時差を設けることはほとんどできないというのが実感でした。自分の感情を常に反省することは、精神療法状況ならある程度はできるかもしれませんが、子育てをする親にとってはなかなかできないことですし、おそらくそれが理想ですらないだろう、と考えるようになったのです。

たとえば息子が四、五歳の頃、私が書斎を出た隙に侵入して私のデスクの前の回転椅子にちょこんと座り込む、ということがしょっちゅうありました。それだけならかまわないのですが、問題は彼が私の回転椅子に乗ってくるくる回りだし、はずみに私の机に乗っているノートパソコンをしばしば蹴り落としそうになることでした。パソコンは私の商売道具のようなものですから、それを壊されては困ります。そこで私は彼に理由を話した上で、「パパの椅子にはもう勝手に座らないでね」と諭したのです。

さてそれで彼が私の机に近づかなくなれば問題はないのですが、そうはいきません。彼は私がトイレに行った隙にでもやって来ては、時にはわざと、時には叱られたことをすっかり忘れたようにくるくる回りだします。これが繰り返されるたびに、私は腹を立てることになります。

子育てをする親が日常的に体験するような一コマですが、親はこのような時に大抵ふたつの選択肢を内なる声として持っています。「まあ、いいじゃないか。大目に見てやろうよ」という声と、「いや、彼の行動には一種の枠組みが必要であり、それをわからせるための厳しさも必要だ」という声です。

これらはしばしば葛藤を引き起こすわけですが、そのどちらを取るかを大きく左右するのが、実際の怒りの感情です。激しい怒りを感じた時は、「まあ、いいじゃないか」という声は「厳しさも必要だ」にかき消されます。そして気が付くと「コラ！　あれほど言ったのにわからないのか！」と息子に向かって大きな声を出しているのです。

さて父親になる前に精神療法家になっていた私としては、親は教育的な配慮から怒ったようにふるまうのはいいにしても、本気で怒るべきではないと考えていたことは、先ほども述べたとおりです。ところが父親として子育てを続けるうちに、親としての怒りの少なくとも一部は正当なものであり、むしろ必然的なものなのだ、と考えるようになりました。この心境の変化を理屈で説明することはうまくできませんが、とにかく自分の怒りに、親としてのエゴ以上の何かを感じるようになったのです。自分のパソコンを子供から守ろうとする私の怒りは、同時に何か別の本質的なものも守ろうとしていると思えてきたわけです。そしてその種の怒りは息子が私のプライバシーを侵害しようとしたときに極めて正当なものとして体験されるものであり、しかもこれは教育的な配慮から示す、怒りを装った「厳しさ」などではなく、もっと切羽詰った正真正銘の怒りである、ということがわかったのです。

ところでこのプライバシーには親としての権利や個人的な所有物だけでなく、人間としてのプライドといった抽象的なものも含まれます。親が自分に自信が持てず、非常に傷つきやすいプライドを持っていた場合は、子供が示すどのような自発性をも自分に対する挑戦と感じ、そのたびに子供を厳しく叱るかもしれません。するとそれは子供に対しての虐待のニュアンスを帯びる可能性があるのです。

ただしそのような懸念を持ちつつも、私は「親が自分自身の健全なプライドを本気で守ることができずに、どうして子供に自分を守ることを教えることができようか？」とあえて言いたいのです。

私はこのプライバシーを侵害されたことに対する怒りの反応は、おそらく人間の動物としての本能に根ざしたものだと考えます。他人との関わりには枠組み、ないしは一種の法則や理《ことわり》があり、それが侵犯されようとする事態では抑止力としての怒りが発動されるのです。そしてその枠組みや法則とは、「他人を侵害しない」というものであり、それが現実の世界における他者との関係を根本から規定しているわけです。

ここで思い出すのは、私がどこかで読んだ、野生の動物の話です。たぶんトラの話だったと思いますが、記憶は定かではありません。ここでは一応トラということにして話をすすめます。

野生の状態では、子トラは母親とのじゃれあいから極めて重要なことを学習するそうです。それは母親や仲間とじゃれる時には爪を立ててはいけないということです。はじめは子トラは自分が爪を立てていることがわかりません。そしてそれが生じるたびに母トラは痛みを感じ、子トラに向かって吼え、それを通して子トラはじゃれるときは爪を収めることを学習していきます。ところが人工的な環境で人間から哺乳瓶で育てられたトラは、爪をしまうことを知らないために、大人になっても仲間のトラを傷つけてしまうという致命的な問題を持つというのです。

さてこの場合、ふとした弾みに子トラに爪を立てられた母トラが、教育的な配慮からわざと子トラに吼えるということなど考えられるでしょうか？　もちろん母親は爪を立てられた痛みで一瞬本気で吼えるのです。ただ母親は同時に子供を傷つけることに対する強力な抑制を本能として備えていますから、その怒りがそれ以上発展することが即座に抑えられるために大事に至らないのです。

この母トラの示す怒りの持つ性質は、子育てにおいて子供が親のプライバシーを侵害した時の親の怒りにどこか通じます。それは本気の怒りであり、しかも結果的に子供を導く怒りであり、それは愛他的な養育態度と共存することで始めて意味を持つのです。

▒結論に代えて——子供に対して怒りを感じない親も、患者さんに対して怒りを感じない療法家も失格だろう

最後に精神療法における療法家の怒りという本章のテーマに戻ります。子育てにおける親のプライバシーとは、精神療法における「治療構造」の一部に相当します。もちろん治療構造とは、目に見える形では治療時間や料金等を意味しますが、それ以外にも、療法家の患者さんへのかかわりが職業上のものであり、互いに敬意をもって接するべきであるという前提もそこに含まれます。そして療法家は自分自身の尊厳やプライバシーが患者さんによって明らかに侵害されるような時には、怒りを感じ

て当然なのです。

療法家の怒りは治療構造のその他の要素が何らかの形で侵害される場合にもやはり生じるべきでしょう。患者さんが治療時間を守らなかったり、治療代を支払わなかったりした場合などは、療法家は同じような怒りを感じてもおかしくありません。つまり療法家の怒りは、自分自身のプライバシーの侵害だけでなく、患者さんとの治療状況を支えている枠組みそのものが損なわれる恐れに対しても向けられるのです。その意味では療法家のこの種の怒りは私的な怒りという性質を越えているといえるでしょう。

しかし療法家の怒りは厄介な問題を含んでいる

これまで療法家が彼自身のプライバシーやプライドを患者さんに侵害された場合は、怒りで反応することが自然であるということを述べましたが、ここには実は非常に厄介な問題が含まれます。それは療法家が守るべきプライドは、自己愛的な傷つきやすさと紙一重だということです。そしてその自己愛の傷つきやすさには、療法家自身の幼児体験や、その他の無意識的な動機からなる逆転移が関与しているのかもしれません。

療法家の怒りのどこまでが、健全なプライドを守るための正当な怒りで、どこからが自己愛的な脆弱さに基づく過剰反応かを見極めることは非常に重要ですが、同時に明確な回答のない問題なのです。

結果的に私が主張したかったのは、療法家の怒りは、逆転移や投影によるもの、愛他性のしわ寄せによるもの、治療者のプライバシーや尊厳、あるいは治療構造そのものへの侵犯に対するものといったさまざまなものが複合した体験であるということです。そして療法家として患者さんに対してフェアであるということは、少なくともこのさまざまな怒りの要素を可能性として常に意識しておくことなのでしょう。

最後にまたロジャースに言及したいと思います。療法家の怒りを肯定するような私の態度は、愛他性を重んじたロジャースの議論と矛盾するのでしょうか？　私はそうは考えません。そもそも愛他性のしわ寄せとしての怒りは、療法家の愛他性の存在を前提にしたものです。また枠組みや治療構造への侵害に対する必然的な怒りは、療法家が自分を守るためというだけでなく、自分や患者さんを包んでいる社会や世界全体の秩序を守っていくという意味では、愛他性と連動しているものと考えられます。その怒りは「愛他性は他人に対してだけでなく、自分にも向けられるべきだ」というパラドキシカルなメッセージを含んでいるのです。

第十三章
療法家が患者さんを「好き」になってしまったらどうするのか？　その一

■私はこのテーマを扱うのを避けていたのだろうか？

本章のテーマは、「療法家が患者さんに恋をしてしまったらどうするのか？」というものです。前章で「患者さんに腹がたったら？」というテーマを取り上げた以上、順番としては、「患者さんを好きになってしまったら？」が来なくてはなりません。これは論じ出すと実に面白いテーマであり、非常に多くの論点を含んでいます。そこで二章に分けて論じたいと思います。

またこのテーマに関しては主として、男性の療法家についてのみ論じることをお許しください。女性の療法家が患者さんと恋愛に陥るという問題については、その頻度がかなり低いからというだけでなく、私自身がそのような女性の療法家の立場に身をおくことが事実上不可能だからです。

私たちは人を好きになることで感情の渦に巻き込まれ、さまざまな興奮を味わうとともに、多くの傷つきも体験します。そこには常にドラマが展開します。映画の世界で精神療法家や精神科医が登場する場合も、しょっちゅう患者とのロマンスが描かれます。（「氷の微笑」「サウス・キャロライナ」、あるいは古くはヒッチコックの「白い恐怖」など）。ただしこれらでは分析家が女性であることが定番のようです。

そこで患者さんと療法家の恋愛は当たり前のようにして起きるのだという印象を一般の方が持つとしたら、これは非常に興味深いことです。というのは療法家にとっては患者さんとの恋愛ほどのタブーはないからです。それなのに、一般の方はそう感じないとしたら、これはどうしてなのでしょうか？　どちらがより「常識的」な感覚なのでしょうか？　これも興味深い問題です。

これほど話題の多いテーマなのに、私はこれを扱うことに今までかなり抵抗していたことに気がつきました。私がこれまでの章で論じたテーマは、どれも私の実際の療法家としての経験を下敷きにしたものですが、患者さんを「好き」になるということに関しては、自分にはあまり興味深い逸話を披露することはできないと思うからです。もう二十年近く精神療法の世界にいますが、患者さんに対して深刻な恋愛感情を持ち、それに翻弄されたという経験が私にはありません。（もちろんきれいな患者さんに思わずうっとりする、という瞬間は、結構ありますが）。

どうやら私は患者さんに対して深刻な恋愛感情を持ったことがないという一種のコンプレックスを持っているようです。私がこのテーマを避けていたのには、そのような事情があったのです。

もちろん精神療法と全く関わりのない方からは、こんな反応も聞こえて来ます。

「そもそも療法家が患者さんを好きになるなんて、とんでもないことだ。そんなことが起きない方が当たり前なのに、それを体験したことがないことをコンプレックスに感じるなんて、冗談も休み休み言ってほしい！」

ところが精神分析の世界には、療法家は逆転移としてさまざまな感情を体験することが当たり前である、という考えがあります。「私は患者さんに深刻な恋愛感情を持ったことはありません」とスーパーバイザーに報告したら、「患者さんに対して、空想のレベルでさまざまな感情を持てないとしたら、むしろそれは自分の逆転移を抑圧しているからですよ。あと何年間かは教育分析が必要なようですね」などと言わてしまうのは目に見えています。

それでも私は開き直って、次のようなスタンスでこのテーマに望むことにしました。「療法家は本来患者さんに対する深刻な恋愛感情とは無縁のはずである。なぜなら療法家が自らの役割を自覚する度合いに応じて、患者さんに対する恋愛感情は抑止される性質のものだからだ。（だからそんな体験を持ったことがない私がフツーなのである）」。

こう述べる私の真意を以下に説明しようと思いますが、それが屁理屈や詭弁なのかどうかは、読者の皆さんに判断していただきましょう。

■実際の分析の世界では結構起きることである

はじめに「患者さんに恋愛感情を持つなんてとんでもない!」と憤慨する方たちのために言えば、前章の「患者さんに腹を立てる」というケースと同様、精神分析の世界では療法家は自分の恋愛感情についても自由に論じられなくてはならないと考えます。その理由は?となると前章と同じように、「逆転移」や「投影」の議論が出てきます。つまりそれは患者さんの側から向けられた恋愛感情に療法家が同一化することで生じるのだ、という理屈ですが、これについてはあえて繰り返す必要はないでしょう。

しかしこのような理論的な説明を除けば、療法家の生の恋愛感情が精神分析の文献であからさまに議論されることは決して多くはありません。なぜならそれは療法家の個人的なファンタジーを生々しく描いてしまう可能性があり、誰もそのようなリスクを払いたくないからです。(考えても見てください。分析の学会で、「私は患者さんに強い怒りを体験しました」と報告することはある程度できても、「私は患者さんに強い性的な欲望を感じました」などとは余程のことがない限り言えないでしょう。それでなくても本来分析家は非常に防衛本能が強いのですから、自分の性的ファンタジーが解剖されてしまうようなことをするはずはないのです。私は日本でもアメリカでもそんな発表は聞いたことがありませんし、そのような論文もほとんど読んだことはありません。

しかしそれでも実際の精神療法の世界では、患者さんが療法家のことを「好き」になるどころか、さらに親密な関係を結んでしまうことは、しばしば起きてしまいます。精神分析の草創期には、多くの分析家が患者さんと親密な関係に陥っています。ユングやフェレンチやジョーンズといった人々はその例です。

アメリカでのある調査では、精神療法家の約一割が、患者さんと性的な関わりを持ったことがあると報告し、そのかなりの部分が現在進行形であるといいます。また「治療関係が終わった後なら、患者さんとのそのようなかかわりを持ってもいいではないか」と考えている精神療法家は全体の三分の一を占める、という報告もあります。

わが国でも、「えっ、あの人が？」と思うような療法家が、患者さんと深い関係に入ったことでトラブルに陥り、そのために療法家としての生命の危機に瀕しているという話を聞くこともあります。患者さんと性的な関わりを持つということは、映画の世界とは違ってそれこそ職業的な生命を奪いかねない、大問題に発展する可能性があるのです。

私としてはこういう事態に陥ってしまう療法家の心の動きをどうしても追体験できないのです。しかしこの種の出来事は私の知らない心のプロセスを経て、起きるべくして起きるのかもしれません。

その理由について考える前に、私としてはそれがどうして普通なら起きないはずなのか、ということから明らかにしたいと思います。

▒ 産婦人科の実習を思い出す

この件で思い出すのが、医学生時代の外科や産婦人科の実習です。これらの実習では、若い女性の身体を診察することは当然予定に組み込まれるわけですが、まだろくに女性経験のない若い男性の医者の卵たちなどは、一様に複雑な心境でこの体験に臨むわけです。

私の不安もそのようなクラスメートたちのそれとあまり変わりませんでした。若い女性の体を前にして、一体自分がどのような反応をしてしまうのか、そこのところが心配なわけです。ところが私が体験したことは、予想外のことでした。それはどんなに若くて魅力的な女性でも、いったん診察台に載ったら一個の即物的な対象としての身体に変わってしまうという体験だったのです。特に患者さんと医師の間にシーツがわたされてお互いに顔が見えない状態になり、大きく開かれた患者さんの下半身だけを前にすると、途端にそれはものになってしまうのです。

といっても私が患者さんをもののようにぞんざいに扱うという心境になったという風に誤解されては困ります。これはむしろ、女性として見えていた身体が、それ自身には感情を宿していない、しかし極めて慎重に取り扱うべき対象へと変わってしまうという現象をさしているのです。

精神療法においても同様のことが起きるのです。診療室で患者さんとして目の前に現れた女性は、生身の人間でありながら、私たちにとっては観察および治療の対象としての色彩を帯びるのです。ただしこの対象が単なるものと違うところは、それが何らかの痛みや悩みを伴い、それを軽減するよう試みる責任をこちらが全面的に負っているということです。町で偶然出会った女性とは気楽に談笑でき、無責任なことが言えても、いざ療法家としてその女性に対面する立場になると、こちらの責任はとたんに重大になってきます。ちょっとした応答の仕方が彼女に精神的な痛みや不信感を与えかねません。あるいは逆に彼女から、こちらの療法家としての技量を試され、品定めされる場合もあるのです。

このように患者さんとしての女性を目の前にする時は、恋愛や性的な対象としてその女性に向き合っている場合に比べて、ある種の根本的な視点の変化が伴うものなのです。あたかも頭の中で認知的なプロセスのスイッチが切り替わるようなものです。そしてその切り替えはかなり自然に起きるものの、ある程度は意図的なコントロールが可能で、それが自分自身で「使い分け」が可能であるという感覚を生むのです。

産婦人科の実習で若い女性の患者さんの身体を隅々まで診察するという体験は、また一種の手品のタネ明かしを見ているという感覚をも与えてくれました。どんなに魅力的な女性も、解剖の教科書に記載された以外の身体構造をもっていません。女性の身体に対する魅力は、それが普段は覆われているものと認識することで保たれているわけで、そこがタネを明かされずに手品を見て驚いたり意外に感じたりすることと共通しているのです。そしてその意味では女性を性的な対象とみなす認知プロセスの方が、はるかに込み入った複雑なものであるという事情が比較的すんなりと納得できました。

目の前に訪れる若い女性が次々に即物的な対象に変わってしまうので、私は産婦人科の実習中、それまでの女性観が変わってしまうのではないか、と本気で心配したものです。そしてそれこそ「このような仕事を毎日こなす産婦人科の医局の先輩たちはどうしているんだろう?」と気にもなったものです。しかし彼らの中にもプレイボーイを自認している先生がいたところを見ると、彼らはこの認知プロセスの「使い分け」を巧みに行なっていることになります。そして私もその後無事に(?)結婚して子供を設けることができました。

■精神療法もどこか共通している

結局、産婦人科の話などを持ち出して言いたかったのは、精神療法でも患者さんがサービスを受ける対象として目の前に座り、こちらが仕事として彼女の話を聴くという立場では、彼女は性的なファンタジーを抱く対象とは明らかに別のものとして、ある意味では非常に即物的な存在として認知されるのがむしろ普通なのだ、ということです。

この「即物的な」対象というニュアンスがうまく伝わったでしょうか？　まだうまく説明できたか自信がないので、ますます墓穴を掘ってしまうかもしれませんがこんな例を出してみます。

皆さんは水族館に行ったことがあるでしょう。そこで大きく口を開けたサメや、極彩色の熱帯魚を堪能した後に、近海魚の水槽に行き、普段でも目にするなじみの魚たちを目にします。そしてそこでたまたま鮭を目にしたとします。そして「ああ、これは魚屋で見るのと同じ鮭なんだ」と思うとなんだか奇妙な感じがするでしょう。そしてその皮膚の色や全体の形から新巻鮭を連想し、「ああ、おいしそうな魚が泳いでいる」と感じたとしたら、そこには頭の中で何かがスイッチしていることに気がつくはずです。私たちは普通は水族館で泳いでいる魚を、食べる対象としては見ません。認知パターンがそのようなモードに切り替わっていないからです。ところがふとしたきっかけでそれが起きると、対象は全く別のものとして目に映り出すのです。

同じような認知パターンの切り替えが、目の前の女性を患者さんと見るか、欲望の対象として見るかということに関しても起きます。つまりここでは鑑賞し観察する対象としての鮭が治療の対象としての患者さんに、食欲を満たす対象としての鮭が性的対象としての女性に相当するわけです。そしてこの認知パターンの切り替えがある程度意識的にコントロールできるということは、もし患者さんを女性として魅力的に感じるとしたら、そのような認知パターンに入ることを自らに許容している部分があるからだろうと主張しているのです。

さてここまで書くと、自分が精神分析の立場とはまた別の意味での建前論ばかりを主張しているのではないか、という気になってきました。療法家が患者さんと性的な関係に入ることは、それほど異常であり、療法家が自覚をしていさえすれば防ぐことのできるものなのでしょうか？

■フランス人形のようなKさんのこと

私は木石ではありませんし、若い魅力的な女性を見れば心も動きます。私の勤務先のクリニックを訪れた二十代前半のKさんもそのような人でした。彼女は夫の暴力に耐え忍び、一人息子を育てるのに疲れ、うつ状態と抗不安剤への依存症を訴えて私のもとにやってきました。

私はKさんの美貌に目を見張りました。すらりとしたスタイルをした、ブロンドで碧眼の彼女は、まるでファッション雑誌から抜け出してきたかのようでした。私はKさんの薬物療法担当でしたから、せいぜい四週間に一度程度、それも二〇分程度面接をするだけでしたが、その面接の間に私はKさんの美しい横顔のラインを盗み見ることもありました。彼女は治療には几帳面に訪れ、薬をきちんと服用し、その自己犠牲的なところも含めて好感が持てるところばかりでした。彼女が暴力的な夫との関係について話す時は、「こんな素敵なKさんに暴力をふるうなんて、なんてひどい男だ！」と憤慨しましたし、そんな彼女と親密な関係になっている自分自身を想像することもありました。

しかし私はKさんに対して恋愛感情を持ったかということに関しては、「まさか！」と言わざるを得ません。もちろん私はKさんを嫌いということは決してありませんし、もし私が二十歳若くて独身で、彼女がどういうわけか誘いかけてきたら（ありえない話なので心の中でシミュレーションをするのが容易ではないのですが）、私はフラフラと彼女のあとをついて行ったかもしれません。

というよりさらに想像をたくましくしていくと、状況が状況なら、私はKさんに恋愛感情を持つ可能性は十分ありえるという気になってきます。彼女が患者という形ではなく私の人生に現れ、私のことを心から信頼し、変わらぬ愛情を向けてくれるなら、毎晩温かい料理を作って私の帰りを待ってくれているなら……。

しかしこのことは逆に恋愛感情というものが、いかにこちらの意図的な選択に依存しているかということを示しています。最初からそこに恋愛が成立しない（してはいけない）とわかっている場合、普通は相手をそのような対象としては見ませんし、したがって恋愛感情も起きないのです。雑誌のグラビアでどんなに魅力的な女性を見ても、本気で付き合ったり結婚したりすることを考える人はいないでしょう。それと同じです。

▒「運命的な恋」など普通はあることではない

よく初恋や不倫の関係について、「運命的な出会いにより激しい恋に陥ってしまった」という言い方を耳にします。しかしこれは非常に誤解を生む可能性があります。あたかも二人がお互いに引力のようなものに捉えられて、自分たちの意思とは無関係に恋愛感情が生まれ、結ばれてしまうということが現実に起きるという印象を与えます。そして万が一、療法家が患者さんと恋に落ちるとしても、それは一種の事故のようなもので、不可抗力のせいだ、という言い訳を与えてしまいそうです。

しかし考えてもみてください。世の中の大部分の恋愛は、片思いから始まります。一方が最初に誰かに思いを寄せ、その相手が接近可能であれば誘いかけたり告白しようと決心するでしょう。そして告白された相手は「嫌いなタイプじゃないし、自分をそこまで好きならまあ付き合ってもいいかな……」という程度の印象を持つことから始まり、次第に相手の熱意にほだされて、自分の方も恋愛感情を持ち始め、それが高まっていくというパターンが九割以上を占めているのではないでしょうか？

つまり恋愛は、接近し求愛し告白するというプロセスも、告白された方が相手を受け入れるかどうかも、多分に意図的な決断を含んでいるものです。先ほど述べた認知プロセスの切り替えが「相手を異性として見る」の方に全開となり、自分が恋愛に入るという条件が整っているという判断が働き、そこで初めて恋愛が始まるのです。

私はこれは不倫の相手でも、危険な恋の逃避行でも、あるいは療法家と患者の間の恋愛であっても、基本的には変わりないと思います。どこかに恋愛関係ができるような方向を意図的に選んでいる、あるいはこのまま進むと深刻な恋愛に発展するという時に自分にストップをかけない、という段階があるはずなのです。

ただし、もちろん療法家にとって患者さんがちょうど自分の好みのタイプで、放っておくと今にもスイッチが切り替わりそうで困るということはあり得るかもしれません。そのような場合は療法家としての役割から逸脱することを意志の力で抑え続けることに疲れ果てることもあるでしょう。その時は療法家は何らかの理由を作り上げて（まさか「あなたが好きでしょうがないから、これ以上あなたの療法家であることはできません」とは言えないでしょう）、他の療法家に代わってもらうしかないのでしょう。

ちなみにそのようにしていったん療法家としての立場から離れた上で、将来その女性に接近することが倫理上許されるでしょうか？　これは分析家の間でも意見の分かれるところです。現在は、「人生で一度療法家と患者という関係で出会ったら、一生それがついて回る（once a patient, always a patient)」という考え方を取る療法家が大勢を占めているようです。米国精神分析学会の倫理規定も、この立場に基づいていますし、私もそれに賛成です。つまり患者さんとして目の前に現れた女性は、一生恋愛の対象としてはいけないということになります。ただし今でも、「治療終結後一定の期間を置いたならば、個人的な関係を結んでもいいのではないか?」と考え、その期間を一年ないし二年に定めることを主張する療法家もいます。

確かに、たとえばはるか昔短期間だけ自分が療法家として会っただけで、顔もほとんど覚えていない人と、全く別の場所で偶然に再会したような場合、そこで親密な関係に入ることが非倫理的かといえば、それはわかりません。しかしそれを一、二年程度でよしとしてしまうことにどのような意味があるか私には疑問です。

■それでもこの問題が含むテーマはさらに膨大である

以上「療法家が患者さんを好きになってしまったら?」というテーマで書いてみましたが、まだまだ論じ足りていません。最初から療法家と患者さんの恋愛はタブーであるという結論のもとに書いているという印象を与えるとしたら、それは私がこのテーマについてあまりにも超自我的になっているのでしょう。

確かに療法家 - 患者間の恋愛は、明らかな搾取とは異なるニュアンスを持つ場合もあります。草創期に患者さんと親密な関係を持った多くの分析家たちがみな悪意を持っていたとも考え難いことです。それに本章の最初に論じたように、両者の恋愛を描いた映画が見る人に犯罪的な行為としては映らず、むしろ自然な流れと感じられるなら、それなりの理由があるのかもしれません。

思えば精神分析の流れも、この、見方によっては許されてしまう療法家と患者との関係が、実はタブーであるということを理解する長い道のりだったといえます。次章では、なぜこれがタブーなのかの説明を試みると同時に、少し私自身の超自我を緩めて、療法家－患者間の恋愛が本当にありえないかどうかということそのものをも疑ってみたいと思います。

第十四章 療法家が患者さんを「好き」になってしまったらどうするのか？ その二

■療法家と患者さんが「合意」していればいいではないか？

前章での私の主張は、ひとことで言えばこんな感じです。

「通常の治療関係では、療法家が患者さんを恋愛の対象と見るということは起きないのだ。もしそれが深刻な形で起きるとしたら、療法家の自覚が足りないからである」

しかしこの件に関して、おそらく次のような考えをお持ちの方も多くいらっしゃるのではないでしょうか？

「もし患者さんが療法家と深い関係になっても、そこに患者さんの自由な選択があったならいいんじゃないですか？　それに患者さんの方から療法家を誘惑するという話だって聞いたことがありますよ。そういう場合は療法家との性的関係も、患者さんにとって必ずしも害にはならないのではないですか？」

あるいはこんな意見もあるかもしれません。

「療法家と愛し合うことは、もしかしたら患者さんにとって一種の癒しにつながるかもしれませんよ」

この種の議論もあながち間違いとばかりは言えないのでしょう。ハリウッドの映画監督もそんなことを考えながら精神科医を映画に登場させているはずです。それにおそらく患者さんと深刻な関係に陥ってしまった療法家は、みな心のどこかでこのような理屈を持っていて、それで自分の行為を正当化しているのです。

ところが私はこの種の議論に出会うと、何だか頭がクラクラするのです。別にとんでもない議論を聞かされて、頭がおかしくなってしまう、という意味ではありません。この種の議論が含む問題があまりに錯綜しているからなのです。というのも、療法家と患者さんの恋愛において、患者さんの側に「自由な選択」が果たしてあり得るのかどうかという問題は、出口なしの議論に発展してしまう可能性があるからです。

実際この問題は、患者さんと療法家の関係だけでなく、未成年と大人、生徒と先生、スーパーバイジーとスーパーバイザー、部下と上司との関係等、両者の間に何らかの力の差が存在し、後者から前者へ権力や強制力が働く可能性のあるようなあらゆる関係に広がります。そこでは本当の意味での自由な選択に基づいた性的な関係があり得るのか、という問題は常に問われる可能性があります。そしてその背後には「権力や強制力が無言のうちに働くような関係では、いかに表面上は両者の自由意志に基づく性的な交渉が起きたに見えても、結局は搾取であり、外傷的となるのだ！」というちょっと過激な論理が潜んでいます。

そして例によってこの種の議論が盛んに行なわれているのがアメリカです。恋人同士はおろか場合によっては夫婦間でも強姦が成立しうると考えることは米国では自然なことです。

米国の心理学会で起きている論争

「大人と未成年の間で、合意に基づく性的関係がありうるのか？」という問題に関して、実際アメリカの心理学会で最近かなり深刻な論争が起きています。そしてこれは以上の議論からおわかりの通り、患者さんと療法家の関係にもそのまま当てはまる可能性があります。

その論争は一九九八年に「サイコロジカル・ブレティン」というアメリカ心理学会の権威ある学術誌に掲載された、ブルース・リンドという学者および二人の共著者による論文に端を発しています。彼の論文は非常にアカデミックなものですが、平易な言葉でまとめれば次のような内容です。

「主として大学生たちの証言をもとにする調査によると、彼（女）たちが小児期や思春期に年長者と持った性的関係は、必ずしも深刻な外傷となるとは限らない。それらを一括して性的虐待と呼ぶべきではないであろう」

リンドたちの研究は、いわゆるメタ・アナリシスと呼ばれるもので、すでに発表されている同様の研究をたくさん集め、そのデータを分析したもの、つまりは研究についての研究というべきものです。そしてその中で、年長者との性的関係を持った未成年の男性の三分の二が、そして女性の四分の一以上が、それを外傷的ではなかったか、あるいは有益な体験として報告しているというのです。

この論文はさらに、米国の精神医学界が性についてこれまでいかに時代遅れの観念を持っていたかを批判しています。そして少し過去にさかのぼれば、精神医学は自慰や同性愛までも病的なものと考えていたことを指摘しています。そして未成年と成人の性的関係についても、それを一方的にネガティブで外傷的なものと考える傾向は、性に対する意識が将来変革されるに従って変わっていくべきであると主張しています。

さて、この論文はたちどころに物議をかもしました。昨今の幼児期の性的虐待に関する意識が高まっている中で、「この種の論文が出ること自体が、幼児虐待を肯定しようとする一種のプロパガンダであり、全くとんでもない話である！」という非難がたくさん浴びせられたのです。

反対論者の主張は次のようなものです。

「そもそも未成年と成人の間での性的交渉に合意があり得るわけがない。どんなに合意しているように見えても、それは強制の結果である。なぜなら両者には大きな力の差があるからだ。未成年と成人との『強制されない性的関係』という表現自体がありえないのだ」

そして「こんな論文を掲載した学会そのものが批判されるべきだ」と、その学術誌を出しているアメリカ心理学会そのものに矛先が向かいました。

そんな意見が多く出される中、「いや、これは学術研究なのだから許されるべきだ。偏見にとらわれずにもっと自由に研究を進めるべきだ」という意見も聞かれました。さらにこれには「北米男性―少年愛の協会」なる組織が乗じて「やはり自分たちが理想とするような、少年と成人男性との清らかな愛もあり得るのだ」と主張するに及んで、いよいよ議論が紛糾しているようです。(この「北米男性―少年愛の協会(The North American Man-Boy Love Association)」はウェブサイトまで持っています。驚くべき彼らの議論に耳を傾けたい方は英語のリサーチエンジンで〝NAMBLA〟というキーワードから検索することができます)。

ちなみに私は一年以上前にたまたまこの論文に出会った際、私がコンサルテーションをしている精神療法家のグループ(ほとんどが女性)に配布して黙って反応を見てみました。「こんな論文、存在するだけでもおぞましい。どうしてこんなものを配るんですか?」という反応を予想しながら。ところがみな特に驚きもせず、そこで私のほうから意見を聞いてもほとんどの人が「別にいいんじゃないの、こんな結論が出ても」という反応を示し、私のほうが拍子抜けしてしまったことを覚えています。ただしこの論争には深刻な学問上の意見の対立だけでなく、療法家本人の立場や政治的な思慮がさまざまに絡んでくるようですし、彼女たちが公の席でこの論文に関するコメントを求められるようなことがあった際の反応は、全く別のものとなる可能性があります。

▒患者さんの「自由選択」の問題

私がこのような例を長々と出したのは、患者さんと療法家との性的関係についても、類似の議論が出てくる可能性があるからです。大部分の患者さんがそれを非治療的ないしは外傷的なものとして体験しても、一部にはそれをよい体験だったと主張する患者さんも出て来て、そこからリンド先生を巻き込んだような議論が始まることもありえるでしょう。そこでは「療法家は患者さんに対して大きな権力を持つのであり、そこで性的関係について患者さんの『自由選択』などありえない」という議論が必ず出てくるのです。

私は特にこの論文の著者が調査結果を偽っていると考える根拠もありませんし、アカデミックな研究に政治が入り込むことは危険なことだと考えています。（といってもこれはしょっちゅう起きていることですが）。ですからこの「自由選択」の問題については、私はリンド論文の反対論者とは別の見解を持っています。

私は少年も患者さんも部下も、スーパーバイジーも、「自由選択」は程度の差こそあれ、常に持っていると思います。むしろ当然のことです。というよりは「子供や患者さんに自由選択はあるか、ないか？」という問題の立て方自体が大雑把過ぎます。むしろ子供の成熟度に応じて、患者さんの症状の重さに応じて、あるいはそこで行使される強制力に応じて、さまざまに異なった度合いの自由選択が考えられるべきです。（そしてこれは裏を返せば、完全なる自由選択はいかなる関係においてもありえないということです。私たちはみな何らかの権力でお互いを縛りあい、操りあい、限られた選択肢のみしか持ち得ないからです）。

それにしても人が「自由選択」をそう簡単に失うものでしょうか？　それこそまだ新生児だったり、昏睡状態だったり、激しい幻覚妄想状態であったりしない限りは、人間は自分を利するような選択を行なう何らかの意志を備え、それを行使することがある程度はできるのです。子供や患者さんに自由選択がないとみなすのは、彼らに対する脱価値化につながる可能性もあります。

勝手なもので、精神科医を含む医療関係者は、逆に患者さんに自由意志を認めすぎることすらあります。私も胃カメラを呑んだ時など、ぎっしり細かい字で書かれた契約書に、ほんの十秒ほど目を走らせただけでサインさせられました。私の妻は出産の際、激しい陣痛で朦朧となっている頭で、それこそ契約書の文面を一字もたどることができないままに、硬膜外麻酔のサインをさせられました。後から見ると彼女の「サイン」は一本のフラフラ曲がった線に過ぎませんでした。

患者さんに自由選択を認めないと、現代の医療においてあれほどやかましく言われている「インフォームド・コンセント」の概念自体に重大な支障をきたしてしまうでしょう。

話が少しややこしくなってきましたので、ここまでの私の立場をまとめてみます。

「療法家と患者さんの性的関係が、ある程度の合意の上で行なわれることもあるだろう。未成年と年長者との性的交渉についても同様のことが言えるだろう。私はどちらもタブーと考える。しかしそれは彼らに自由選択の能力がないから、という理由ではないのだ」

脱線ついでに

実はここで私はもっとラジカルなことを言うこともできます。「自由選択に基づく合意がないままに行なわれたことはすべて害悪だ、という考えも極端である」

本来私は人間と人間との関係で起きることの何が外傷的で、何が利益となるかについて、容易には予測できないと考えています。それがどのような関係であろうと、そこに合意があろうとなかろうと、それが結果的に外傷的となるか、それとも本人にとっての利得になるかどうかは、あまりにも状況や本人の資質に依存しているのです。それにそもそも「自分は自由に選択している」という気持ちそのものもあてになりません。あやしげな新興宗教にかぶれ、洗脳された人は必ず言うでしょう。「私は最初は疑っていましたが、今は迷いを捨て、尊師についていくことにしました。これはまったく私の自由選択によるものです」。

脱線ついでですが、現在のアメリカの学校では、そしておそらく日本でも、先生が生徒に手を上げるのはご法度です。圧倒的に力が上回る教師が無抵抗な生徒に対して体罰をするのは虐待そのものである、という理屈です。しかしこれも行き過ぎるのはかえって問題です。

私は中学二年の時に、クラブ活動を休んでばかりいるという理由で、担当の先生に往復ビンタを食らったことがあります。近くで目撃していたクラスメートによると、八往復とのことでしたが、私は頭が真っ白でしたので、はっきりは覚えていません。今だったら問題になりかねないその先生の行為が私にとって外傷となったとは思いません。今では「いい刺激をもらった」くらいに思っています。

私にはむしろあらゆる体罰を虐待として糾弾するような風潮は不幸なことのように思えます。ビンタは確かに暴力ですし、先生のエゴが入っているでしょう。ただしエゴも暴力も人生の一部であり、子供はやがて社会でいやというほどそれを体験します。体罰を一切禁止するのは、何か子供を純粋培養し、人間の持っている汚い面を一切否認するようで、どうも好きになれないのです。

それに子供だって平気で教師の心を傷つけ、時には暴力を振るい、嘘をつきながら成長して行くだけの「自由選択」をいくらでも持っているのですから。体罰をしたと訴えかねられない教師のほうが、よほど「自由選択」を失っていることもあるでしょう。

療法家と患者さんの恋愛がタブーである理由

またわき道にそれないうちに、本章の中心テーマに戻り、療法家と患者さんの恋愛がタブーとされるべきだと私が考える理由を具体的に挙げたいと思います。

かつてある著書でも述べたことですが、治療的な関係とは、基本的には愛他性に基づいたものです。これは相手の幸せを願い、そのためには時には進んで身を引き、犠牲になるというメンタリティーにより支えられます。他方性的な関係は、ある意味でお互いに相手から奪う関係です。それは性的な興奮が高められる際の生理的なメカニズムに大きく依存しています。こまかく解説するより、性的サドマゾヒズムが働くメカニズムを考えていただければわかります。

つまり性的な興奮が起きるメカニズムと愛他性とは、接点はあるにしても基本的に相容れないものだというのが私の持論なのです。ただし多くの恋愛関係では、この愛他性とエゴイズムは若干不安定な形で共存しているのですが。

最初は愛他的なスタンスから入った関係が性的関係に移行する時は、最初の前提が壊され、関係性が異質になったという印象を患者さんに与えます。ここに患者さんが療法家から利用され被害にあったという感覚を持つ最大の可能性が潜んでいるわけです。

ただしこう述べると、次の反論が出てきそうです。「それでは療法家が関係性が変わったことを認め、治療関係を解消し、その上で関係をやり直し、責任を取ればいいのではないか？」。実は精神科医になりたてのころ、私もそう考えていました。「もし療法家が患者さんとただならぬ関係になったとしても、療法家が独身であり、患者さんの治療者であることをやめた上で結婚し、一生添い遂げるのならいいのではないか？」

ところが現実には多くの場合、療法家と患者さんにはそれぞれ家族がすでにあるでしょうし、それでも一緒になろうとすれば結局は多くの人を傷つけたり巻き添えにしてしまいます。それに患者さんと深い関係になった療法家に、場合によっては自分の家族を捨ててまで添い遂げるという覚悟など最初からないのが普通です。結局は患者さんは療法家に捨てられ、利用された、という感覚を持つことは目に見えています。

■患者さんと療法家の恋愛は不幸に終わる運命にある？

以上の事情から、療法家と患者さん間の恋愛には、療法家が患者さんを利用し搾取したというニュアンスがほとんど常に付きまとうのです。そしてその関係が多くの場合不幸な結末に終わることを私たち療法家は経験的に知っています。

患者さんとの恋愛を自らに許す療法家は、たとえて言えば、予知能力のある人がそれを自分の利得に用いようとするようなものです。天から授けられた予知能力を自分の利益に使おうとするのも、療法家という役割や権威のもとに出会った患者さんを自分の満足の対象にしようとするのも、一種の「邪心」です。もちろん人間は完全ではありませんから、一生に何回かは何らかの「邪心」に屈し、身を任せることになります。しかしこれを繰り返すたびに、明らかにその人は倫理的な階梯を下って行くのでしょう。

こう考えれば療法家と患者さん間の恋愛がうまくいかないというのも、単なるジンクスという以上に、ある種の現実を反映している可能性があります。患者さんとただならぬ関係になってしまった療法家は、タブーを犯した責任を自覚しながら、関係を維持する以外に道は残されていません。そしてそれだけの覚悟を持たない療法家は、早晩この始めから危うい関係を、患者さんにとっての搾取や外傷体験に容易に変えてしまうのです。

フロイトが犯したタブー

最後に、フロイトの例を出して終わりにいたします。フロイトが患者さんとの性的な関係に陥ったことは報告されていないようですが、ある資料が七〇年代になって発見され、厳しい批判を浴びる結果となりました。それはフロイトがある分析家を分析した際に、その分析家に自分の患者と性的関係を結ぶことを教唆したというものです。

事の顛末はこうです。フロイトは一九二〇年代の初めにホレイス・フリンクというニューヨーク出身の分析家を精神分析していましたが、フロイトはフリンクの優秀さを認め、彼が将来米国に精神分析を広める役割を担うことを期待したのです。そしてフリンク自身の患者さんである女性（アンジェリカ・ビジュー）と結婚することを勧めました。フロイトの権威は偉大でしたので、フリンクもビジューもそれに従いましたが、二人とも既婚であり、このダブル不倫は当人たちを含めて多くの人を巻き添えにすることになりました。そしてフリンクが精神的に不安定だったことも手伝い、この二人の結婚は悲劇的な結末を迎えました。フリンクは妻を捨てたことに激しい罪悪を感じて深刻なうつ状態に陥り、ビジューへの熱も急速に冷めてしまいました。またビジューはフロイトに利用されたと感じて恨みを持つに至りました。（この時の手紙その他の資料を、ビジューの娘が一九七〇年代になって公表したのが、このフロイトをめぐるスキャンダルを呼んだのです）。

さてなぜフロイトがこんな挙に出たかという問題ですが、実はビジューが銀行の跡取の大金持ちで、フロイトはフリンクを彼女と結婚させることにより精神分析に金銭的な貢献をしてもらうことを目論んでいたからだとされます。フロイトにとっては精神分析を広めることが大義につながるとしても、それはやはり自分を利するために患者さんを利用する行為だったとの非難を浴びても仕方がなかったのです。

あれほど療法家の逸脱を戒め、患者さんの治療に貢献したフロイト自身が犯した過ちは、療法家が患者さんを利用するという可能性が「患者さんを好きになる」ということに留まらず、他にもさまざまな形を取り得るということを教えてくれるのです。

第十五章 患者さんに「クビにされた」らどうするか？

皆さんは、患者さんに「あなた以外の療法家に代わりたい」と言われたことはありますか？ 療法家としての仕事を始めた当初は特にしばしば、患者さんに見放されるということが起こるようです。米国では、患者さんにこのように見放されてしまうことを「患者さんにクビになる」という言い方をしますが、私はなんとなくこの言い方がぴったり感じますので、本章のタイトルに使いました。

患者さんにクビになることは、時にはいたく療法家の自己愛を傷つけます。単に「治療をやめたい」というのではなく、「他の療法家に代わってほしい」という形でのクビにされ方は、特に療法家の自己嫌悪感をかき立てます。精神療法家にとっての精神的な緊急事態《エマージェンシー》といえるでしょう。もちろんこれは療法家に多くのことを考える機会を与え、療法家として成長するための糧ともなりえますが、それが外傷となってしまう可能性も否定できません。

私にもいくつかの忘れられない体験があります。米国で精神療法のトレーニングを始めて間もない頃のことです。長期精神療法を希望してやってきた若い白人の男性が、私と最初に顔を合わせた途端ため息をつき、「あなたは外国人ですね。言葉もあまりできないようだし。そんなあなたに私の問題を解決できる力が果たしてあるんでしょうか？」と問い詰めて来ました。私はこの言葉で、相手から強烈なパンチの先制攻撃を浴びせられ意気消沈したボクサーの心境になってしまいました。しかしそれでもどこかで読んだことのある言葉を一生懸命頭の中に思い浮かべていました。

「療法家が患者さんにつらい目に遭わされていると感じる時、そこにしばしば患者さんの側の病理が反映されているのである。患者さんは自分の中の悪い部分、恥ずべき部分を療法家に向かって投げかける。それは投影性同一化と呼ばれる機制である。療法家はそれに操られることなく、毅然とした態度を捨てずに、その患者さんの病理を明らかにするべきである」

そこで私は「とりあえずは何にお困りになっているかをお話になってはどうですか？」とセッションを続けることをうながしました。患者さんは不審そうな顔をしながら、それでも自分の人生について語り始めました。しかし私は「一体自分はどのような言い方をしたら、毅然とした態度で療法家らしくふるまえるのだろう？　どこを突破口にしたらいいんだろう？」と考えているうちにますます混乱し、患者さんの話にも上の空になってしまいました。結局、「あなたの私に対する拒絶的な態度には、あなた自身の問題も表されていませんか？」としどろもどろになりながら言えた時は、すでにその患者さんが「なんだかあなたの言うことは頓珍漢だし、もうこれ以上話していても意味がないからセッションを中断します」と宣言し、「とりあえず今回の治療費は払いますから、次回から別の療法家を紹介してください」と要求してきた後でした。

私はその体験がかなりこたえ、日本での療法家の経験のある妻にこの話をしました。すると彼女は、「私の先輩の療法家がこんなことを言っていたわ」と言って次のような話をしました。その療法家はそのような状況では、「あーらごめんなさい。私では不足かもしれませんね。早速別の人を紹介しましょうか？」と言うそうなのです。私はそれを聞いた時に、「それはあまり治療的な対応ではないな。その療法家自身の自信のなさが表れているようだし。少なくとも精神分析の考えからはほど遠いな」と思いました。

ところがそれから十年ほど経った今日この頃、私はこの療法家の心境がだんだん身近に感じられるようになったのです。それはあまり治療的とも感じられず、症例研究会などで報告したら、あっという間に助言者にお目玉を食らってしまいそうな対応かもしれません。ところが私が今患者さんからクビにされそうになったら似たような反応をしそうな心境になっている自分に気がつくのです。

防衛的にならないこと

私はこの妻の先輩の療法家の対応について考える時、第十章、第十一章でもご紹介したカール・ロジャースの教えのことが頭に浮かんできます。このスーパーバイザーの態度がしっくりくると私が考えるのは、それがロジャースの強調する非防衛性（nondefensiveness）を地で行っているような雰囲気があるからです。療法家交代の要求には、患者さんの側から療法家に突きつけた挑戦というニュアンスがありますが、患者さんの側からすれば、喧嘩をしに相手の家に怒鳴り込んだら、相手から最初に頭を下げられてしまい、拍子抜けしてしまったという感じなのでしょう。

ただしここでその療法家はただ謝っているというばかりではいけません。そこで彼（女）が患者さんを恐れたり、悪びれたりしていないことが大事なのです。療法家が意地や虚勢を張ることも、逆に謝ることも、それが防衛的に行なわれていたとしたら、それはすぐに患者さんに伝わり、その対応の治療的な意味はそれだけ半減してしまいます。「あーらごめんなさい…」という対応には、まず自分の防衛を解き、懐を広げておく、自分に余裕を与えておく、という意味があるのです。

ちなみに非防衛性ということで言えば、この療法家のように最初から謝ってしまうのではなく、むしろ療法家が自ら交代を拒否する方針を断固貫く、という形を取ったとしても、それなりに立派な対応となるかもしれません。療法家が最終的に患者さんを良い方向に導くことに確信があるのであれば、そして患者さんを引き止めることが自分の自己愛的な傷つきを防衛しているのでないならば、その療法家はあまり葛藤を体験することなく次のように言うでしょう。

「私との治療が苦痛なのはお察しします。大変でしょうね。でももう少し我慢してくださいね。きっと私たちはうまくやっていけますよ。そして最終的には私との治療にきっと満足するはずです」

ただし療法家がそれほど自信たっぷりに患者さんを説得できるような状況を私はなかなか想像できません。患者さんが療法家をクビにしようとしている時は、後に述べるようにそれが患者さんの病理の反映だとしても、同時に療法家の持つ深刻な弱点が原因となっていることがしばしばあります。それをおそらく療法家は心のどこかで察知するからこそ、それが動揺を与え、緊急事態になってしまうのです。その意味では療法家が患者さんからの解雇通告に対して非防衛的であれ、というのは理想論であり、正確には「非防衛的であろうと努めよ」、あるいは「自分の防衛を少しでも自覚せよ」と言うべきでしょう。

▩ とりあえず会ってみる

「治療をやめたい」あるいは「別の療法家に代えてほしい」という希望を持った患者さんは、それ以上療法家と会うことをしばしば拒否します。ある日突然治療に姿を見せなくなり、連絡も入らない、あるいは療法家交代の要求をメッセージでのみ伝えるという方が一般的かもしれません。患者さんとしてもそのような気持ちを表現した以上、またその治療者と会うことに気まずさを感じるからです。しかし連絡が取れる限り、私はその患者さんとともにかくもう一度会うようにしています。

それが治療を開始したばかりの患者さんであれば、私は次のように言うでしょう。

「とりあえず今日までは、私はあなたの療法家だと考えてください。ということは私にはあなたがベストの治療を受けるよう努力する責任があるということです。もし私があなたの療法家であることが最善でないならば、適当な人に紹介するよう努力することをお約束します。まずそのことをわかってください」。そして来てもらった以上は、できるだけ率直で生産的な話をできるよう心がけます。

もしある程度関係が成立している患者さんから、療法家の交代を迫られた場合は、私は次のように対応すると思います。「療法家に向かって、『あなたの治療をもう受けたくない』と言うことは結構大変なことだったでしょうね」。これは多くの患者さんにとって言えることとです。はっきり物事を主張する習慣のあるアメリカの患者さんでさえ、面と向かって療法家に不満が言えず、そのままズルズルと関係が続いているケースも少なくありません。療法家としては、この患者さんの心を理解して、まずは共感を示したいものです。ところが交代を迫られている療法家は、しばしば動転して感情的になってしまいますから、患者さんに共感するというところまで気が回りません。

もちろん共感と同時に、「私との治療の上で、どういう点が問題だったか教えていただけますか？

後学のためにもお願いします」とたずねる方針も考えられます。先ほども述べたとおり、療法家は自分の問題点を知るための、またとない機会を前にしているからです。もっともこれも療法家に心の余裕があってできることでしょう。

ただし治療をやめたい理由を聞かれた患者さんが黙ってしまった場合、それ以上聞くことは禁物でしょう。自分が療法家として役立つことができなかった患者さんに、「後学のために」とその理由を無理に尋ねることも、療法家の単なるエゴのように感じられます。むしろ「すぐに誰かに紹介した方がいいですか？　それとも次回もとりあえずお会いしましょうか？」と聞くにとどめるべきだと思います。患者さんは多くの場合、療法家の決定的な欠点や問題点に関しては、口をつぐむ傾向にあります。これは多くの場合は療法家を傷つけないための配慮によるものです。その気持ちはそれで尊重してあげるべきでしょう。

さてここまで書くと、「あなたがこれまで書いてきたことは、少しも治療的ではないではないか？つまりは療法家として、治療の交代を要求している患者さんの病理をぜんぜん取り上げていないじゃないか？」とお叱りを受けそうです。もちろんその通りですが、物事には順番があります。まずクビを宣言された療法家は、防衛的になることを避け、体勢を立て直すことが大切です。そして同時に、患者さんの感情的な高ぶりのうち、抑えられる部分は抑えるべきでしょう。つまりはお互い、まずは頭を冷やすことです。その体験をいかに治療的なものにするかは、その次に来る課題です。

また私の個人的な体験によれば、このような一見治療とは無関係な、素朴な対応をすることで、結局やめたいと言い出した患者さんの半数近くが治療関係を続けることになります。というのも、しばしば療法家交代の要求は患者さんの療法家に対する怒りや敵意の表明であり、療法家が武装を解いてしまえば患者さんの方もそれ以上それを要求する根拠がなくなってしまうからです。また時にはちょっとしたミスコミュニケーションが原因となって、それがどうしても引っかかった患者さんが思いつめた挙句、療法家の交代を要求することもあります。「あの時先生に言われた一言で、先生が信じられなくなりました」という訴えが、実は患者さんの単純な聞き間違いだったことがわかり、それでわだかまりが解消してしまうということもありえるのです。

▒療法家交代が、患者さんの問題を反映する時

もちろん療法家を代えたい、という患者さんの要求は、彼(女)の持っている問題の表れである可能性があります。通常の精神療法のテキストでは、ここからがメインになるでしょう。確かに少しでも療法家のふるまいや態度が気に入らなかったり、治療が難所に差し掛かったりすると、すぐに治療を放り出してしまう患者さんもいます。それに「療法家を代わってほしい」と言いながら、暗に療法家を試したり、その出方を窺っていたりする可能性もあります。だからこそ療法家のほうも多少なりと

も「ねばってみる」必要があります。すぐにでも療法家の交代に合意するとしたら、それはかえって逆の意味で療法家側の防衛の表れかもしれません。それにそうすることでいかに自分の柔軟性や受容性を示そうとしても、患者さんに「やはり私の治療を重要に考えていないんですね」とか「やはり私を治す自信がないんですね」と言われてしまっては、療法家としても心外でしょう。療法家としては非常な慎重さが要求されるときです。

療法家交代の要求が、患者さんの問題を扱うチャンスであると感じられた療法家は、この好機を見逃す手はないでしょう。たとえば次のような対応が考えられます。

「そうですか、別の療法家に代わってほしいんですね。このことはとても重要だし、私もあなたの希望に添いたいところですが、お話によると、これまで何回も療法家を代えていらっしゃるようですね。今回も、同じパターンにはまっている可能性はありませんか？　もしそうだとしたら、私がここで合意して別の療法家を紹介することは、これまでのパターンの単なる繰り返しにはなりませんか？　なんだか私の方も自分の役目を放棄するような気がしますよ」、あるいは「ひょっとしたらあなたの中には、私との治療を中断したくない、という気持ちもあるのではないですか？　もしそうだとしたら、ここで急いでやめてしまうのは先を急ぎ過ぎてはいませんか？」「あなたは私に対してすごく腹を立てていて、私は療法家として失格だとか無用だとか言うことで、それを発散しているということはありませんか？　だとしたら、私をクビにして気が晴れたとしても、それから先はどうなさるんですか？」

「このところあなたのお父さんのことを扱っていますが、それがあまりに苦痛で、もう治療をやめてしまいたい、ということはありませんか？」などなど、対応はさまざまです。

このように考えると、「療法家を代わってほしい」という要求も、その他のどのような患者さんの訴えとも同じように、いくらでも治療材料となりえます。ただしここで重要なのは、療法家交代の要求は、すでにそれがなされた時点で、療法家と患者の関係性を半分変えてしまっているということです。それは契約を始める以前の一対一の関係に戻りかけています。その訴えを治療的に扱おうという姿勢は極めて重要ですが、その姿勢と、患者さんの訴えを全面的に、真摯に受け止めることの間には若干の齟齬が生じるのです。私がこのテーマで若干「腰が引けた」発言をしているとしたら、そのためかもしれません。

ともかくも患者さんにクビにされるという体験は、療法家に限りなく謙虚さを要求するのは確かなことでしょう。

第十六章
精神療法は孤独を救うのか？

第十三、十四章で述べた、患者さんと療法家との恋愛のテーマについて、ある場所でお話したところ、一人の女性の療法家から次のようなコメントをいただいたことがあります。「療法家 - 患者間の親密な関係の多くは女性の患者さんの側からの誘いによるものではないでしょうか？」「療法家との恋愛や、不倫の関係を繰り返す患者さんは、孤独に耐えられないからではありませんか？」

これは私の防衛を少しだけ解いてもらう役割を果たしてくれます。これまでは療法家 - 患者間の性的逸脱を、主として療法家の側の道徳的な問題として論じる傾向にありましたが、私も療法家である以上、まずそのような立場をとるのは当然のことです。しかも私は男性だからなおさらです。何しろ性的虐待を引き起こすのは圧倒的に男性の療法家が多く、それを全くひとごとのように論じるわけには行かないからです。

ごく最近読んだ米国のデータによれば、男性の療法家の実に七％が患者さんとの性的かかわりを報告しているそうです。正直に報告している数でさえこうですから、実数はそれこそ見当がつきません。

「でも女性の患者さんの側からの誘いかけも関与しているだろう」という指摘は、女性の療法家や患者さんの側から出される形で始めて論じられるのです。

ところでこの女性の療法家からのコメントは、私が最近常に持っていたもうひとつの問題意識とも深く関わります。それは「精神療法を求める患者さんは結局孤独に耐えられないからではないか？」「精神療法は患者さんの孤独を癒すという重要な役目を持っているのではないか？」というものです。

そこで本章はこのテーマについて考えてみましょう。

多くの患者さんは孤独である

精神療法家としての仕事を続けていて、つくづく感じることがあります。それは患者さんたちの多くがいかに孤独かということです。

たとえば私の患者Lさんは、「私には本当の意味で友達と呼べる人は誰もいません」としばしばため息をつきます。彼は五十代半ばの男性ですが、数カ月前に若い二度目の奥さんに去られ、それ以来脱け殻のような状態になってしまったということです。友達と呼べる人は誰もいず、唯一かかわりを持ってくれる娘さんからのEメールも途絶えがちです。

Lさんは心から寂しさを訴え、私のほうに向き直って「先生ぐらいのものですよ。友達といえるのは」などと言います。そしてそれを聞いて私がギクッとして口を開く前に、「いやいや、わかってますよ。私たちがいわゆる友達関係にはなれないことは。でも先生は本当は私のことをわかってくれているんでしょう?」と言うのです。

別の患者Mさん(四十代男性)はこのように言いました。「私は父親とはずっと絶交状態だし、弟も迷惑そうなんで、たまに電話をするのでさえ止めてしまいました。他に信用のできる友達なんかいません。結局先生しか話し相手は残っていないんです。もし先生と会わなくなると、どんどん自分がしぼんでいくんじゃないかと思います」

実はこのような訴えを非常に多く耳にする毎日です。これは離婚率が高く、孤独な生活を送っている人の多いアメリカならではのことかとも思います。しかしパートナーを持っている患者さんからはそのような訴えがないかといえば、そんなことはありません。「夫は私のことを少しもわかってくれません。私のことよりコンピューターゲームのほうが大事なんです。これでは夫と一緒にいても、独りでいるよりずっと寂しくなりますよ」とはある中年女性の患者Nさんの弁です。

私は彼らと会っていて、精神療法にはひとつの重要な意味があるのではないかと思わざるを得ません。それは彼らを孤独感から救っているということです。これは週一、二回会う精神療法でも、週に四回会う精神分析でも本質的には変わりありません。

▒しかし孤独を救うのは精神療法の本来の姿か？

もちろん私は「これも精神療法のひとつの重要な機能である」と言ってしまうことにはためらいがあります。むしろそれは精神療法の本来の目的から外れたものだと考える人の方が多いでしょう。「精神分析とは孤独を癒すことだ」などと天国でフロイトが聞いたら腰を抜かすはずです。

私だってLさんやMさんの孤独を癒すことのみに満足しているわけではありません。「私の対応の仕方が彼らの依存心を助長しているのだろうか？」「私に対してそのような気持ちを抱くべきではありません、というメッセージを伝えるべきであろうか？」などと、一応療法家としていろいろ迷うところです。

しかし私は彼らもある程度そのような私の葛藤をわかっているように思えるのです。彼らは私との関係が永続的に続くとは思っていません。しかしそれでも私との間で擬似的な友達関係（あるいはそれ以上？）を体験し、それを取っ掛かりにしようとしているのです。

かつて何年も精神療法を続けて一向に終結を迎えられず、心配になったケースがありました。彼もまた孤独を訴える中年の男性でした。そのときに私は言いました。「もし私と会って寂しさがまぎれることで、あなたが自分の生活の中で現実のパートナーや友達を見つける努力を少しでも惜しむことがあるとしたら、私は責任を感じますよ」

彼がその後無事に治療を終結したこともあって、私はこの言い方が好きになりました。それ以来同じような状況では患者さんにこのように語ることにしています。そしてこれは偽らざる気持ちなのです。

しかし過去に裏切られたり振られたりして傷ついている人が、療法家との関係で少しばかりぐずぐずしていたいという気持ちもわからないでもありません。それに新しい関係、特に恋愛関係に入っていくことがいかに患者さんにとって新たな失望やうつの原因になりかねないかがわかっている以上、患者さんを送り出す立場としても複雑な心境にならざるを得ません。

■孤独な患者さんへの逆転移

それにしても孤独な患者さんから「先生しかいません」と言われるときの療法家の微妙な気持ちをどのように説明したらいいのでしょうか？　一方ではきっとまんざらでもないという気持ちもどこか

にあるのでしょう。「私は一応頼れる存在と見られているらしい」と思えば、人間あながち悪い気持ちはしないものです。しかし他方では確かに重苦しく、相手にのしかかってこられたような気持ちもします。

精神療法家とは常に、患者さんからの距離を一定に保っておこうとするものです。それは必ずしも療法家が潜在的に持っている、相手から見捨てられることへの防衛のせいだけとは限りません（しかしこれが意外にも結構あるのです）。それはむしろ療法家という職業そのものに関係しています。

精神療法家は数多くの、過去に出会った患者さんを含めたらそれこそ不特定多数の患者さんとひとりで向き合っていることになります。彼（女）のオフィスの留守電にはいつも複数の患者さんからのメッセージが入っていることでしょう。それらに次々と、それも適切に対応していく必要があります。このように療法家が軽いステップを踏むことができるためには、さまざまなしがらみから解放されていなくてはなりません。それまで身を乗り出して話を聞いていた患者さんを終了時間と共にオフィスから送り出し、五分後には別の患者さんの話に深刻な顔で相槌を打つというのは節操のないことと思われるかもしれません。しかしこの種の「身軽さ」は職業柄ある程度要求されるのです。

療法家はいったん帰宅したなら、患者さんのことは一切忘れることができるということも重要です。療法家が自宅では患者さんからの電話に出ることにあまり気が進まないとしたら、それはこの「身軽さ」を守るためという意味も含まれるのです。つまりそれは療法家自身のためというばかりではなく、不特定多数の患者さんたちに対応できる余裕を保つためでもあるのです。療法家がつぶれてしまえば、それこそ数多くの患者さんに影響を与えてしまうことになります。

その療法家が一人の患者さんに終始精神的にのしかかられているわけには行きません。「先生だけが頼りです」と言われた療法家が一瞬「引く」のは、無理もないことと言えるのです。

孤独な患者さんから頼りにされることに対する療法家の複雑な心境は、その依存の性質とも関係しています。これは親の心境とも共通しています。「ママと離れたら寂しくて生きていけないよ」というメッセージを、七歳の息子から聞くのと、三十歳になったプータローの息子から聞くのでは大きな違いがあります。私たちは子供からの依存を、それがやがて乗り越えられるべきものとして聞き、「こんなことを言っているのも今のうちだろうな。可愛いもんだ」と感じるからこそ受け入れられるというところがあります。

ところがすね毛も濃い息子が結婚もせずに家でぶらぶらして、それを叱咤激励して「仕事を見つけて独り暮らしをしたらどう?」と勧めた時に「ママと離れたら寂しくて生きていけないよ」と言われたとしたらどうでしょう? それこそ腹を立てて家から追い出したくなるかもしれません。際限のない期待をかけられたり、先の見えない依存の対象となることに抵抗を感じるのもまた私たちの自然の反応なのです。(ただしこれは、「うちのかわいい息子にはいつまでも頼られていたい」という一部の母親の声を無視しているとお叱りを受けるかもしれませんが)。

患者さんとの間にも、同様のことが言えます。患者さんが一時的にクライシスを体験し、孤独に耐えられずに依存的になっている場合は、それを受け入れることに療法家は非常に積極的になるものです。それは先の見えている孤独感であり、患者さんが心のバランスを取り戻すまでの間はある程度は癒されるべきものです。ところが治療の年月を重ねるごとに深刻になっていくような、いわゆる悪性の退行を起こしている患者さんから依存欲求の対象にされることは、療法家を不安にするのです。

■療法家もまた孤独である

この療法家の逆転移には、もうひとつの問題が絡んでいる場合があります。それはほかならぬ、療法家の側の孤独感です。私は職業柄多くの精神療法家や精神科医と接触する機会がありますが、彼らのもつ孤独感も決して無視できないものがあります。

実際に米国で数千人の療法家を対象にした調査では、その六割が思春期や成人になってからも少数の友達しか持たず、孤立がちであったということです。

もちろん療法家の中には、同僚や家族とのかかわりに忙しくて、寂しさどころではない、という人も多いかもしれません。しかし彼らが心の深いレベルで交流をする相手がどれだけいるかといえば、それはわかりません。

こう考えると、彼らが職業として精神療法家を選び、それを毎日続けているひとつの理由として、彼らもまた意識的、無意識的に孤独を臨床行為により癒そうとしている可能性は十分あります。それらの療法家にとっては、「先生だけが頼りです」という患者さんからのメッセージは、さらに込み入った波紋を与えることになるでしょう。そしてその事情を自覚している療法家は「おやおや、あなたも私と同類なんだな。その気持ちはわかりますよ。でもそれは個人個人が解決していかなくてはならない問題なんですよ」と心の中でつぶやくのです。

しかし中には、本章の冒頭に出てきた臨床家のコメントにあったように、孤独に耐えられずに、救いを求める患者さんからの誘いに乗ってしまう療法家もいるかもしれません。

患者さんとの性的関係に陥りやすい療法家のプロフィールも、この孤独な療法家のそれに一致しています。彼らの多くは中年の男性であり、結婚生活がうまくいかず、抑うつ気味であるといわれます。そしていつの間にか患者さんに自分の悩みを聞いてもらう、その代わり診療費を免除するといった形で療法家と患者さんの関係が逆転することが、両者が親密となるきっかけになるとされます。すなわち療法家と患者の恋愛は、両者が互いの寂しさを慰めあうパターンが多いのです。この意味で実生活で孤独な療法家は、最初からかなりのリスクを背負っているということになるでしょう。

恋愛や結婚が解決になるのか？

ところで患者さんが孤独を療法家に紛らわしてもらうのを諦め、恋愛関係や結婚へと向かうのは、一見順当なことのように思えます。フロイトも恋愛（結婚）や仕事に携わることが人生の目標と考えていたようです。

結婚や恋愛が私たちの孤独を癒すことになるのかといえば、「とりあえずはそうである」と言わざるを得ません。私は多くの患者さんたちから彼らの結婚生活について聞かされますが、子育てを終え、互いへの情熱もさめた彼らがそれでも長年繋がっている最大の理由は、ずばり、孤独を互いに避けるためということができる気がします。

しかし孤独を慰めあっているはずの二人がどの程度互いに心が通じ合っているかは大いに疑問です。逆に結婚生活とは、互いに何を問わないか、何を問題にしないか、いかに干渉しないかについての暗黙の了解の上に成り立っている場合もあるようです。

二人が物理的に一緒にいるためには、互いに心のある部分を遠ざけておく必要が生じるとしたら何とも不条理な話ですが、おそらく長年続いているカップルのかなり多くにこれが当てはまるのではないでしょうか？　そしてその結果聞かれるのが先ほどのような訴えです。

「自分を理解してくれない夫といると、もっと孤独になるんです」

もちろん私はそうでないカップルも多く存在することを祈っております。長年一緒に連れ添っても互いに心が通じ合い、洗いざらい気持ちを伝えられるようなうらやましいカップル…。ただし私はそれがいかに希少な存在かがわかっているつもりですし、それが現実になかなか成立しないことの方が人間の現実を表しているようで、その方がむしろ私には興味深いのです。

■結局誰といても孤独である

極端な話、人間は誰といても孤独なのです。もし目の前に誰もいない、という状況に多少なりとも耐えることができても、自分を理解してくれる人がこの世に誰もいない、ということに平気でいられるとしたら、それはよほど特殊な人でしょう。結婚によって身近に誰かを確保しておくことは、誰にも理解されない、という深刻な孤独感を紛らわすための次善の策とも考えられます。けれどもそれは自分は決して孤独ではないという幻想を与えるに過ぎません。

しかしここが肝心な点ですが、自分を常に、本当の意味で理解してくれる誰かの存在を期待すること自体が無理なのです。このことが極端に聞こえる方の場合は、次のように問うてみてください。

「自分がいつも本当に理解してあげているような人はいるだろうか?」。もし「いる」と答えられた方は、今度は次のように問うてみてください。「その気持ちはその人に常に伝わっているだろうか?」

ここでおそらく多くの人は、昔の恋人や古い親友などを思い浮かべて、「いや、その人のことは心の中で大事にしまっておくだけです。相手もそれで十分でしょう」と答えるでしょう。（ちなみに統計を取ったわけではありませんが、「私は自分の配偶者のことを本当に理解してあげています」という人は決して多くないのではないでしょうか？　そしてもしその気持ちがあっても、それが相手に伝わっている可能性となるとさらに低くなるのではないでしょうか。

もちろんこんなことを言えば私は結婚生活に極めて悲観的な意見に偏っていると言われそうです。互いに心から憎しみを持ちながら結婚生活を続けている患者さんたちの話を多く聞いているから、こうなるのかもしれません。

自分が常に本当に理解し、それを伝えることができるような相手はなかなかいないのとちょうど同じ理由で、自分を理解してくれる人を期待することにも無理があるのです。

▒死に行くこと

私がこの孤独の件にこだわるのは、結局私たちは死ぬ時は独りでしかあり得ないという事情と関係しています。心中という手段をとってさえも、私たちは死ぬ瞬間は孤独です。「息を引き取る時も誰かそばにいてもらいます」と人は言うかもしれません。でも死に行く覚悟をし、実際に旅立つのは結局自分自身でしかありません。
いくら誰かに付き添ってもらっていても、意識を失っていく過程は常に孤独であることを、私たちは子供の時からわかっています。小さい子供が時々、眠りに就く際に極端に不安がるのは、それをよく表しています。彼はそれが本質的に死に行く時の孤独と共通していることを察知しているのでしょう。

もし死への不安が、死ぬ間際の途方もない孤独に向けられたものなら、そしてその不安が終始付きまとって私たちの人生に暗い影を落とすならば、確かな形で孤独に向き合うことは生きている私たちすべてにとっての重要な課題のはずです。

大部分の私たちは坂本竜馬のように「死ぬ時はそれまでよ」とさっぱり言い切ることはできません。ただし彼は普段からある意味で孤独と向き合っていたからこう言えたのではないでしょうか。私は「竜馬が行く」を読み返すたびにそう考えます。

■結局自分で自分を慰めるしかない――「内的対象」の話

そこで私たちが孤独と向き合うにはどうしたらいいのでしょうか？　これは永遠に答えの出ない課題でしょう。しかしひとつの考え方としては、私たちが心の中にたくさんの人のイメージを棲まわせ、それと対話をできるようになることが助けとなることがあります。

もちろんそれらの人々があまりにも具体的な姿をとり、実際にその声まで聞こえてくるとしたら、それは精神病や多重人格ということになってしまいます。私が述べているのはあくまでもイメージとしての存在です。それが自分を慰め、勇気付けてくれるような機能を備えた存在であるなら、必ずしもはっきりと人の形をしていなくてもいいのです。あるいはそれはもう一人の自分のイメージであってもかまいません。

精神分析ではそれを「良い内的対象」「慰めの取り入れ対象」「内在化された自己対象」などと呼んできました。ここでは単に「内的対象」と呼んでおきましょう。しかしこれらの用語が少しフクザツ過ぎるという方は、「あなたのことをいつも見守っているよ」と言ってくれる「瞼の母」のようなものだと考えてください。そのような良い内的対象をたくさん持っていればいるほど、人の心は豊かになり、それだけ孤独に対する抵抗力をもつことになるのです。

ただし良い内的対象を持てるならば、現実のパートナーや友達はいらないということは、もちろん言えません。「完璧な内的対象が形成されたら、人間は完全に自立できるはずである。それが治療の最終目標であり、そうなればもう他者の力は必要としないのだ」とは、いかに野心的な分析家でも言い切れないでしょう。

私は自分と異なる現実の他人との交流は人生の喜びの極めて大きな部分を占めると思います。それを必要としないということは人生の喜びを放棄するようなものです。私たちは死ぬことを恐れるあまり、生きることをやめるわけにはいきません。

■他人といても、その内的対象イメージを保つこと

さらに私たちにとって重要なのは、他人と一緒にいる時でも、同時にその人の内的対象像をしっかり持てることです。ここのところは少し話がややこしくなりますが、少しだけお付き合いください。相手のイメージを心にしっかり棲まわせておくことは、その相手との精神的な距離を適度に保つことの助けとなります。そして相手の感情の激しさに翻弄されることもなく、また相手に去られても深刻な孤独感に陥らなくてすむことになるでしょう。早い話、相手が一個の独立した人間として見え、またそのようにして扱えるようになるということです。

いつも誰かと一緒にいると、自分の感情と相手の感覚がごっちゃになってしまい、また相手が自分の感情をぶつける対象として手軽にそばにいることもあり、いわれのない八つ当たりをしたり、相手をこちらの感情の波に巻き込んだりして、二人でグチャグチャになってしまいかねません。孤独を癒すためのパートナーと一緒にいても逆に余計に孤独になってしまうのは、このような至近距離での対象との歪んだ関係に疲れた時なのです。

他人は近い距離にいればいるほどその全体像を見ることは難しくなるものです。ちょうど虫眼鏡を近づけすぎて観察対象がぼやけてしまっているように、間近にいる相手の姿はかえって捉えられなくなることがしばしばあります。相手の全体像を捉えるには、相手がいったん目の前から消えて心のスクリーンに映しかえられる必要があるのです。

いつも顔をつき合わせて文句を言い合っている人（お母さんでも、きょうだいでも、恋人でも、配偶者でも構いません）からしばらく離れて過ごしたり、その人について第三者と話したりする機会があったときのことを思い出してください。その時初めて自分がその人にどのような気持ちを持っていたかが見えたような気がしたことがあったはずです。それがあなたがその人の内的対象イメージに持っている本当の気持ちということです。それは感謝の気持ちかもしれませんし、憎しみかもしれません。しかしそれらが相手と一緒にいる時には表現できなかったり意識できなかったりするとしたら、それはしっかり備わった内的対象イメージに向けられたものとは言えないでしょう。何しろ本人を前にするとその感情がすぐに消えてしまうのですから。

自分の中で相手の対象イメージがきちんと形をなしていないと、その時々に相手が示す態度により、相手がきわめて優しく見えたり、逆に意地悪だったり恐ろしく感じたりすることになります。だからたとえば相手が少しイライラをぶつけてきただけでこちらもギャッ！となるのです。

一方相手が全体として心の中に見えていれば、「あれまあ、どうしたんだろう。いつもの君らしくないね。よほど外で癪に障ることがあったんだね」と落ち着いて相手を受け入れることもできるでしょう。少しぐらいつっけんどんな態度を取られたとしても、相手に捨てられたと勘違いすることもないのです。まあこれはあくまで理想ですが。

ちなみにある場所でこの内的対象の話をした時、次のような質問を受けました。「相手の内的イメージが悪くても、面と向かうといい人に見えてくるという場合はどうなんでしょうか？」というものです。つまり今の例とは逆の場合です。これも十分ありうることです。

人間は誰かと一緒の時は活発な同一化と投影の渦中にあります。そのような時にいつになく相手が憎らしくなったり、逆に強く共感したりするのもその働きです。つまり通常持っている内的対象とは異なったイメージが一時的に意識を占めるわけです。私はそれがいけないと言っているわけではありません。むしろ人との関係とはそういうものなのでしょう。現実に体験した対象が内的対象と二重写しになることで、両者がお互いに影響を与え合い、相対化しあうのです。そしてそのような時私たちは自分にこんな風に語り掛けるのです。「そうか、彼にはこんな面もあるんだな。少しは見直したぞ」あるいは「そうか、彼といて結局失望してしまうのはこういう面なんだな。でも心の中では彼をいつも理想化してイメージしているわけだ」。その結果として内的対象と現実像とのギャップが小さくなっていくとしたら、それが理想ではないでしょうか？

精神療法にできること——孤独と向き合うことのお手伝い

さて話を最終的に精神療法に戻します。療法家も患者さんの孤独感を満たす以上の形で患者さんのお役に立てなくてはならない、というところから本章は始まったわけですが、この患者さんにとっての内的対象の形成という問題に関しては、療法家はどのように貢献するのでしょうか？

もちろん療法家が内的対象として患者さんの心に入り込めればそれで済む、という簡単な話ではありません。それはある場合は理想かもしれませんが、療法家と患者さんの出会いがよほど特別のものでない限りは期待できないでしょう。療法家は何年患者さんと分析を続けても、尊敬され、模範とされ、心にそのイメージを永遠に抱かれるべき人間となる保障はどこにもないのです。

療法家はもう少し別の働きをします。それは患者さん自身のよい内的対象像、つまりはよい自己イメージを形成することを助けることです。

療法家の役目は自分の考えを押し付けたり、患者さんの考えに反対したりお説教したりすることではありません。患者さんが話す間、そこに静かに存在し、患者さんの持っている人生観や価値観や自分に対する気持ちを聞き、そのうち保障すべき部分は保障し、肯定すべき部分は肯定して行きます。それは他人としてそこに存在していると同時に、患者さんが自分を肯定する声に成りかわることでもあります。それが療法家が患者さんのよい自己イメージを作るのをお手伝いするということの意味です。

もちろん療法家によっては、自身の考えや感じ方を患者さんに積極的に示すことを選択するかもしれません。その場合は患者さんは療法家を自分とは異なった独立の人として認識し、その内的対象像を形成していくでしょう。それもひとつの方針ではありえます。

しかし療法家がなるべく自分を隠し、かつ患者さんの話に肯定的なまなざしを向け続けるならば、そこで育っていくのは患者さん自身の良いセルフイメージなのです。

ただし自分自身の内的対象像と、それ以外の人の内的対象像をここでこれ以上区別することにはあまり意味がないかもしれません。いずれも安定した形で心に棲むのであれば、それは自分自身の内なる声であり、従来精神分析で超自我と呼ばれてきた機能のうちのひとつとなるからです。

第十七章
治療の終結について

本章はいよいよ「治療の終結」というテーマについて考えます。

「治療の終結」は療法家にとっても患者さんにとっても一大イベントです。それまで一定期間定期的に顔をあわせ、精神的なつながりを持っていた二人が、ある日を境にして突然会わなくなってしまうのです。

一般常識からはどう見えるかわかりませんが、精神療法の世界では、患者さんと療法家とは治療関係が終わった時が別れであり、その後も接触を持つということは普通は考えないものです。後に述べるように、精神分析では、治療終結後に両者の接触が起きるとしたら、それは「正しい治療」が行なわれなかった証拠であるとさえ考える傾向があり、それが影響しているのかもしれません。

ともかくも治療が終結することはひとつの大きな区切りであり、両者にとっても決して軽んじることのできない意味を持った出来事だと考えます。そして精神療法にとって終結が一大事である以上、これに関する多くの理論が存在します。その代表的なものを紹介しましょう。

■「自然な終結」というモデル——その不自然さ

伝統的な精神分析においては、終結は「自然」に、あるいは純粋な形で生じるべきだと考えられる傾向にあります。といっても「自然な終結」という呼び方が精神分析で実際になされているとは思いません。これはあくまでも私自身の呼び方です。

またここで言う「自然な」とは、私がこの「自然流」で目指したような「自然さ」とは異なった不自然さを含んだものであるということは、以下をお読みになればご理解いただけると思います。

それでもかなりこの「自然な終結」という考え方は、典型的な分析的な考え方を的確にあらわしていると思います。それは具体的にはこうです。

「治療の終結というのは分析治療が進展すれば、やがて必然的に起きてくるものだ。そこに行き着くまでは自然な治療の流れに任せるべきである。だから療法家は終結を急いではならないし、ことさら遅らせてもならない。また患者さんの方が早い終結を望んだり、逆にそれを遅らせようとしたら、それらはいずれも治療に対する抵抗と考えるべきだ」

あるいはこうも考えます。

「治療の終結は、たとえば療法家の転勤とか、患者さんの引越しや結婚、あるいは経済的な問題などの、個人的な都合や偶発的な事情に左右されるべきではない」

この理論に従えば、それぞれの治療関係の理想的な終結時期は自然と定まり、作為的にその自然な流れを動かしてはならないことになります。

精神分析が終結の「自然さ」を重視する理由

この分析的な「自然な終結」という考え方は、一般の方々にはなんとなく奇妙な印象を与えるかもしれません。しかし思い出していただきたいのは、精神分析理論とは非常に理想主義的なものであり、その理論に従った理想的な展開を常に想定しているということです。そしてここで終結に関する理論の主たる根拠となるのは転移という概念です。

転移とはご存知の方も多いでしょうが、患者さんが療法家に対して、過去の自分と深い情緒的な関係にあった人に対して持っていた感情を誤って向けるという現象です。そして患者さんは療法家との関係に入ると、徐々に転移を療法家に向け始め、それがピークに達した後に徐々に醒めて行き、ほぼ解消したときが、治療の終結であるというのが、精神分析における治療の展開のモデルとなっています。

このモデルにより、治療の終結が「自然」であるというニュアンスがもう少しおわかりになるでしょう。患者さんの持つ転移感情は、治療が進むに連れて、いったん増大した後は、徐々に減少し、最終的には漸近線のようにゼロに近づいていきます。そしてそれがほとんど解消した時点で、めでたく終結ということになります。

ただしこれでも、精神療法や精神分析の専門外の方にはわかりにくいかもしれませんね。そこで具体的には終結に際して患者さんと療法家の間でこんな会話が起きるであろう、という例を考えてみました。

患者さん：「先生、私はこの分析が始まってしばらくしてからというもの、ずっと先生のことを、私の幼い頃の父のように厳格で冷たい人のように感じていたんです。しかし私の気持ちを毎日のセッションで話して、私のそのような傾向について先生から指摘を受けているうちに、そのような気持ちが徐々になくなって来ました。何だか自分は夢を見ていたような気がします。今は先生のことを、優しさも厳しさもあわせもった、普通の人のように見ることができます。それだけじゃありません。先生以外にも、私は他人のことを、根拠もなしに疑ったり、厳しくて冷たい父親のように感じるということはなくなりましたよ」

療法家：「あなたは自分の中のそのような変化をしばらく前から表現していましたね。私もあなたの進歩を認めます。それではかねてから予定していた通り、今日で治療をおしまいにしましょう」
患者さん：「はい。私は先生との治療で自分を大きく変えることができたと思います。長い間、本当にありがとうございました」

「アア…」と私はため息をつきたくなります。「私もこんな会話を患者さんとしてみたい！」。しかし少なくとも私には経験のないことです。私自身の治療が終結した時も、分析家に向かってこんな風には決して言えませんでした。

実際の終結はもっとそっけなかったり、けんか腰だったり、逆に涙を伴っていたり、突然の出来事だったり、患者さんからのかなり一方的な決断によるものだったり、千差万別です。決してスムーズに行くものではありません。そしてもうひとつ、療法家も患者さんも多少なりとも感傷的になり、後ろ髪が引かれる思いをするものです。療法家も患者さんも、「どうして終結しなくてはならないんだろう？」「終結が必要でも、なぜ今、なんだろう？」という疑問を頭の片隅で繰り返しながら、別れていくことが多いのです。

■精神分析が「自然な終結」に固執するもうひとつの理由

私は分析的な精神療法は、基本的に外国産のものであり、日本の文化から生まれたものではないということを常に忘れないようにしています。そして特にこの終結に関する考え方はいかにも西洋的、アメリカ的だと思います。そこには人と人との関係をきちんとした形で終えることに対する西欧人の独特のこだわりがあります。

精神分析には分離個体化という概念があります。それは、人が社会人として独立する上で必要不可欠なのは、親からの精神的な分離を達成することであるという考えです。つまりはいかに親からしっかり独立するかが、その人の精神的な成熟を表していると考えるわけです。

これは観念的なものではなく、欧米人の心に染み付いているといっていいでしょう。それこそ赤ん坊が生まれてすぐ自分自身の寝室に一人で寝かされるという習慣にすでに典型的に表れています。つまり生まれた瞬間からすでに、この分離個体化を始めるべきだというわけでしょう。人間関係を非常にドライなものとして捉え、ジメジメしたところを切り捨てていくという傾向です。

思春期や成人に達した子供を送り出す時も、アメリカの親は実にサッパリとしたものです。子供が経済的な援助を求めてきても、ひとごとのように拒絶する代わり、逆に子供に老後の世話をしてもらうことを当てにしたりもしないようです。そこには人と人とが関係を断ち切って別々の方向に進んでいくことに大きな価値観を見出す傾向が見られます。

患者さんが終結の際に療法家のもとを完全に離れ、自立するということを強調するのも、この一環と考えることができます。治療関係にいつまでも留まろうとすることは、母親との関係に戻りたいという患者さんの幼児的な願望の表れとみなされるのです。

治療の終結の「自然死」モデル

ところで私はこの「自然な」終結のモデルを考えていると、不謹慎ながらも、つい「自然死」ということを考えてしまうのです。「終結と自然死とどういう関係なんだ？」と不可解な顔をする読者の皆さんが目に見えるようですが、まあお聞きください。意外と似ているところがあるのです。

自然死（あるいは老衰死）という概念もまた実に人工的な概念です。人間が自然に死ぬ、ということが本当にあるでしょうか？ 老衰して行く過程で、各内臓器官がそれぞれ衰弱していく、というのはわかります。年をとれば肺の酸素交換機能が低下し、心臓の拍出量が低下し、腎機能が低下し老廃物を排出できず、筋肉が衰弱して行くものです。

しかしこれらのすべてが一度に訪れるわけではありません。だいたいはどれかの器官が何らかのきっかけで冒され、それに引っ張られる形で他の臓器の機能が低下していく、というプロセスで進みます。

ですから本来なら最初に病変を起こしたり衰弱したりして、全身状態の悪化のきっかけとなった器官について、たとえば心機能不全、呼吸器不全、腎機能不全、というような診断をつけるべきでしょう。

その意味で自然死や老衰死はかなり主観的な診断であり、現実離れしています。「まあ、これだけ生きたんだから、もう寿命だったんだろう。むしろ大往生と言えるんじゃないか？　肺炎は、単なるきっかけだったのだ。年齢からいって、この死は自然な流れであり、むしろ必然的だったのだ」という主治医の声が聞こえてくるようです。

■終結にも都合やアクシデントがつきものである

私はこの「自然死」という考えが仮想的で現実離れしているように、精神療法の自然な終結という考えも空想の世界にしか存在しないだろうと考えます。

私が現実に起こる治療の終結に関して持つイメージは、「自然死」モデルとは多少なりとも違います。そもそも実際の終結にはさまざまなアクシデントや個人的な都合が絡んでくるものです。それに治療の終結はむしろ両者にとって好都合な時期が選ばれるというのが現実でしょうし、もう少し言えば、患者さんにとって一番都合のよい時期に合わせて終結をプランするということも考慮されてしかるべきでしょう。

もちろん治療の終結には上述の転移感情の解消という要素も少なからず存在するはずです。しかし終結の時期になってもその多くの部分は未解決だったり、意図的に維持されたりするものです。この点に関してはいくつかの臨床研究が実際に示していることです。

たとえば患者さんが療法家に「優しい母親」的な転移感情を持ったとしたら、終結の後も療法家を優しい母親のままにしておきたいと思うかもしれません。そしてそのような転移を患者さんが持ち続けることは、治療の終結にとってむしろ必要な場合もあるでしょう。

何しろ患者さんは、場合によっては療法家のイメージを心の中で形見のように守っていくのですから、療法家があまりに普通の人間になってしまっても困るのです。ただしもちろん療法家が優しい母親であると心の底から信じている限りは、治療で扱う課題は残っていると言われても仕方がないのですから、これは程度問題といえますが。

終結を間近にしているときの心境を言葉にすれば、「もうそろそろかな。いつまでもこの関係を続けてもなあ」という感じではないでしょうか？　これを療法家も患者さんも漠然と感じて、どちらからともなく話題にするようになるのでしょう。そしてその理論的な根拠については、必ずしも明らかにされない場合も多いのです。

そしてそのうち患者さんの転職が決まり、あるいは療法家が転勤する予定ができ、あるいは治療開始から丸二年が近づき、「じゃあ、そろそろ…」となるのでしょう。ただしもちろんその時期には、療法家も患者さんもだいたい当初の目的を達していたり、あるいはその目的達成が不可能であると気がついていたり、さらには治療関係そのものがそれ以上発展しないことを理解するなどして、最初の情熱や治療動機がかなり減少してしまっているというのが前提です。

結局私の考える終結は、いつそれが訪れるかは理屈では決まらず、かなり予測不可能なもの、あるいはタイミングやフィーリングの要素を多く含んだものということになります。

■終結の「勘当」モデル

さて今まで私が書いたことは、分析の自然モデルを批判しているようでいて、結局はそのモデルの範疇をあまり超えていないのかもしれません。ただし私はもうひとつ全然別の治療終結のあり方も考えているのです。それは「勘当される息子モデル」とでも呼ぶべきものですが、略して「勘当モデル」としておきます。私はこれもまんざら悪くないと考えています。少し過激ですが、聞いてください。

実は私は療法家と患者さんが喧嘩して、それで終結となるということがあってもいいと思うのです。精神分析的な終結に関する議論を読んでいて思うのは、一体そのスムーズで自然な終結という考え方が、どれほど療法家の側の理想を反映しているのかということです。長い年月をかけ、二人のエネルギーを注ぎ込む治療は、それが成功のうちに終わることを療法家も患者さんも願うものです。それに二人がどれほど感情に巻きこまれても、最後には和気藹々と別れたいという気持ちが生まれるのはむしろ療法家にとっても患者さんにとっても自然なことかもしれません。

しかし分析治療とはまた、感受性や人生の背景が異なる二人の人間の対峙でもあります。どうしても譲れない部分、合意できない部分もまた多いのが普通です。

むしろその種の不一致点は、精神療法が進んでいくうちにますます明らかになってくる可能性すらあります。それは、それまで理想化の対象であった療法家の現実像が次々と見え始め、失望する過程であるのかもしれません。そしてその結果として患者さんはそれ以上療法家のもとに留まることに意味を見出せなくなる可能性もあります。そしてそれもまた、治療の終結のひとつの大きな要素となりうるのです。

このような「不幸」な終結の場合、患者さんのほうが療法家に向かってはっきりと自分の考えを述べ、治療の継続が自分のためにならないという考えを表明することは、ある意味ではその患者さんの精神的な成長を反映しているとすら考えられます。そしてそれを表明した結果として療法家との間に感情的なわだかまりが生じて、両者が決裂して治療が終わってしまうという場合もありえるのです。

もちろん私はそれが理想だとは考えません。しかしそれを治療の失敗と決め付けてしまうとしたら、それももったいないと思うのです。

これを「勘当モデル」と呼ぶ理由も一言述べなくてはなりません。息子（娘でも構いませんが）が親父の言うことをきかずに、「俺は自分自身のやり方に従うだけだ！」と言って家を飛び出し、親父の方も「お前なんか勘当だ、もう二度と家の敷居をまたぐな！」と怒鳴る状況を想像してください。私はこのようなシーンになぜかリアリティーを感じるのです。そしてこれが治療の終結のイメージとなぜかダブるのです。

実際には私は非常に「いい息子」でしたし、私の父親も非常に話のわかる人ですから、勘当されたことなどありません。でも時々私は「いい息子」過ぎたのかもしれないと考えることがあります。だからこの年になって「自然流にやる！」と頑張っているのかもしれません。

実際子供（患者さん）は親（療法家）から何かを吸収した後で、言葉を拒否した訣別の形を取るということがあってもいいのだろうと私は思うのです。別れがつらいだけ、相手のもとでいつまでも過ごしていたいという願望を断ち切る必要がある分だけ、患者さんは捨て台詞を残して飛び出すという形をとる必要もあるのではないでしょうか？　そして理想的に言えば、療法家はそれをさほど動揺することなく見守っていたいものです。

ところでこの「勘当モデル」に関しては、ふたつの点を急いで付け加えなくてはなりません。ひとつには、このような終結の仕方をしたとしても、おそらく療法家の扱い次第で両者にとって学ぶことのできる終結となる可能性もあるということです。ただしそれはかなりの部分が療法家の成熟度に依存すると言わなくてはなりません。

「あなたの言い分はわかりました。そのようにはっきりと考えを伝えていただいたことは価値のあることだと思います。確かに私たちは多くの点で考えが一致しないかもしれません。でもそれはあなたの考え方ですし、あなたの人生です。私はそれを尊重したいと思います」と言うだけの度量を療法家が持っていた場合には、本当の「勘当」にはならないでしょう。その意味では「勘当モデル」が成立する陰には、療法家の側の未熟さ、勘当する側の度量の狭さが関係しているのかもしれません。

もう一点は、この「勘当モデル」に従った場合も、やはり「自然な終結」モデルと同様の、ある問題を持ちかねないということです。それはこれが果たして治療の成功を意味するのか否かが、おそらく誰にも判断できないということです。

療法家に対して不満を抱いて飛び出す患者さんが、果たして療法家の側の限界に反応しているのか、それとも療法家が一生懸命患者さんに示そうとしている現実を受け入れることに抵抗しているのかは、本当のところは誰にもわかりません。それは友好的でスムーズな終結が果たして患者さんの側の迎合の産物かどうかがわからないように、誰にも知りようがないのです。そして多くの場合はその両者を含んでいるのです。

■実際には精神療法はどのように終わっているのか?

ところでこの「勘当モデル」はそれが治療的な意味を持っていたとしても、それを「終結」と呼ぶかどうかについてはいろいろ問題があります。というのも精神療法における終結とは、客観的に見てその治療が成功裏に終わったことを言外に意味しているからです。

患者さんが席を立って勝手に治療をやめてしまった場合は、それを終結ではなく「中断」とか「ドロップアウト」とか「時期尚早の終結」などと呼ぶのが普通でしょう。そして実際の精神療法では、「勘当」とまでは行かなくても、「中断」や「ドロップアウト」に近いものがその多くを占めるものです。

最もよくある治療の終わり方を描いてみましょうか? これは私がかつてスーパービジョンをしていた、十人ほどの精神療法家たちから聞いた話を綜合したものです。それは患者さんが数カ月の治療を経過した後、ある日治療に現れない形で起きます。たいがいの患者さんはそれでもいったんは治療に戻ってきて、何らかの理由を持ち出します。

「あの日はちょうど疲れていたんです。連絡をしないで申し訳ありません」

しかしそういうことが徐々に重なるようになり、ある日から連絡なしに治療に現れなくなるのです。療法家のほうでも、そのために一時間を空けておくわけには行きませんから、たいてい三セッションくらい続けてこない患者さんを治療の枠からはずさざるを得なくなります。療法家の側としては、正式な終結に向かってのプロセスを踏みたいところですが、それより先に患者さんが来なくなってしまうのですから、そうも行きません。

この種の終わり方が、必ずしも治療の失敗を意味しないのは、それがたいていある種の患者さんの満足が伴った形で起きるからです。もう得るものは得た、というわけです。しかしそこで正式な終結に向けての話し合いを持とうとしないのは、終結に向けての作業を行ないたくない、話したくない、億劫だという患者さんの気持ちが働いているのでしょう。そこには治療をやめることで療法家の気持ちを害するのではないか、という彼らの懸念も含まれる可能性があります。

もちろん私はそのような終わり方が理想だとは思いません。しかしそれが多くの患者さんにとっての現実であるということは興味深いことだと思います。多くの患者さんにとっては治療とは利用するものです。ある意味では薬を飲むことと似ているかもしれません。必要がなくなった（と少なくとも本人が感じた）ら、医者に連絡することなくさっさとやめるということを私たちは繰り返す傾向にあるのです。

分離個体化を信奉する分析家だったら決して看過できないこの「終結」の仕方は、実はそれが頻繁に起きてしまうために、多くの療法家にとってむしろ語られない、あるいはタブー視されているテーマであるともいえます。

私が適当と考える「終結」のあり方

さて最後に私が適当と考える終結のあり方についてお話ししたいと思います。

私が分析的な終結のモデルに基本的に親和性を持っていることは確かです。私は精神分析の世界の人間ですから、少なくとも「自然な終結」というモデルの意味するところはよくわかります。しかし日常臨床の感覚からは、あまりにクリアーカットな終結もどうかと考えます。

実際私は療法家と患者さんが終結の後に全くコンタクトをもたないというのも何かもったいない気がします。「またどこかで会うかもしれない」「何かの機会には連絡をもらってもいい」等の余韻を残すことは悪くないと思います。また療法家と患者さんが終結後にアポイントメントを取って出会うことについて目くじらを立てる気にはなれません。

この時代、Eメールという手段があるのですから、お互いのメール・アドレス（理想的に言えば、療法家の場合は職場のメール・アドレス）くらいは交換してもおかしくないかもしれません。ただし条件としては、それが日常的なメールの交換を前提とするわけではないこと（いわゆる「メル友」になることを意味するのではないこと）、治療的な色彩を帯びるような深刻な相談の目的では使わないという前提が必要です。あくまでも連絡用です。

このご時世、治療を求めて列を成す患者さんから療法家が選り取りみどりケースを選ぶというわけには行きません。それこそ昔治療関係にあった患者さんからの相談を受ければ、短期間の治療を再開したり、一回限りの約束で、治療代を取って会ったりするということが、療法家と患者さんの両者にとって有益な場合もあるでしょう。

しかしもちろん、治療終結後の再会は、お互い「どうしても離れられなくて…」というような理由であってはなりません。別れたはずの恋人同士が、あきらめ切れずにずるずる関係を引きずるというニュアンスがそこにあったとすれば、それは問題です。お互い醒めた目で治療関係を振り返る機会にすることができるのが、再会の条件なのです。

療法家と患者さんの再会に関して、もうひとつ極めて重要な条件があります。それはいつ、どこで出会う際も、療法家と患者さんの立場を崩さないということです。(この点に関しては異論もあるかもしれませんが、同様のテーマを第十四章でも扱っています)。

ちなみに終結後の再会にこだわらないという私の立場は、私自身の経験とも関係しています。第六章の「療法家が自然にふるまうこと」にも登場してもらった私の分析家ドクターKとは、精神分析治療の終結後しばらくして、再会がありました。それは教育的な意味も含めて三カ月間ほど持った、彼との精神療法だったのです。その精神療法(週一回)は寝椅子を使わずに対面法で行なわれたため、その関わりはよりカジュアルで、私はやっと「ああ、ドクターKも普通の人間だったんだな」という感じを持つことができました。この体験が本当の意味で私と彼との分析治療を終結させてくれたのだと今でも思っています。

第十八章 最後に私自身の話――どうして精神療法家になったのか?

■ はじめに

この最後の章では、主として私自身の体験を中心にお話しします。療法家になる覚悟や動機は人それぞれ異なるでしょうが、それが自分の療法家としての仕事にどのような形で影響を与えているかについて考えてみることも必要でしょう。本章はそれを私自身が行なったものです。なお本章のもとになる文章は、かつて「私はなぜカウンセラーになったのか」(一丸藤太郎編、創元社、二〇〇二年)の一章におさめられたものを加筆訂正したものです。

■精神療法とは神聖な営みである

おかしな話ですが、私はいつの時点で、精神療法家に「なった」かははっきりとしません。私はこれまでいくつかのものに「なった」ことがあります。母親に連れられて入学手続きを済ませ、晴れて小学生に「なった」のは、はるか昔のことです。それからかなり経って今度は医学部を卒業して医者に「なった」わけです。その後結婚して子供が生まれて父親に「なった」時の複雑な心境は昨日のことのように思い出されます。これらは願書の提出や子供の誕生という、はっきりとした手続きや出来事の結果です。

ところが精神療法家には、私はいつの間にかなったという気がしますし、もとを正せば精神科医になったときは同時に療法家になったつもりでいたようです。私はおそらく大学に入った頃から精神療法家を一種の神聖な営みと考えていましたし、自分のためにあるような仕事である、という気持ちすらありました。その気負いのために私は精神療法について具体的に知る前に、いつの間にか自分自身に精神療法家の資格を与えてしまったのでしょう。

もちろん正式に患者さんに対して精神療法を施せるようにならなければ、精神療法家とは言えませんし、そのためのトレーニングも必要となります。しかし少なくとも私が医者になった頃は、研修機関にはそのような機会はありませんでしたし、それから二十年経った現在でもあまりその事情にかわりはないようです。精神療法がおそらくわが国よりははるかに医療教育システムに組み込まれている米国においても、実は事情は本質的には同じなのです。

それなのに私は精神科の研修医となり、最初に担当した患者さんと面談した時から、自分は精神療法家のつもりでいたのですから、私の気負いも相当なものです。

考えてみれば、精神療法家とは患者さんの心理的な側面を扱う専門家であり、その訓練なくして精神療法家のつもりで患者さんと会うことは、手術の心得がないのに外科医を気取って手術台の患者さんに向かうようなものでしょう。ただしこれは私の無知ゆえの大胆さだけとは限りません。私にとっては精神療法は神聖なものではあっても、たとえば病棟や外来で担当する患者さんと行なう短時間の面談と特別に区別されるようなものではなかったのです。療法家として患者さんと接する場合には、たとえどのような形をとってもそれは一種の精神療法なのだ、という考え方を早くからしていたように思います。

それともうひとつ、私は精神療法はそのもっとも本質的な部分は人に教わるものではないという考えを最初から持っていました。私は今でも基本的には自分の思うとおりに精神療法を行なっていますし、スーパーバイザーに言われたというだけで自分のやり方を変えたということはほとんどないと思います。しかしこれは私が頑固であるというだけではないのでしょう。私は患者さんにとって良かれと思ってとったAという方針についてスーパーバイザーからその代わりにBを勧められた場合、「なるほどそちらのほうがより好ましいな」という気持ちが起きない限り、Bの方針に鞍替えすることには倫理的な問題すら伴いかねないと考えています。

いずれにせよ私は精神療法家となることに対して、少なくとも思い入れだけは人一倍あったことになります。あとは私がそのような仕事をする能力があるか、だけです。もちろんいくら好きで一生懸命やっても、神が私に才能を与えてくれなかったためにうまく行かなかったことはいくらでもあります。私は小さいころは数学者になることが、次には物理学者になることが、その後しばらくしてからは小説家になることが自分の運命ではないかと考えたこともありましたが、それらに関して自分で才能が全くないことに気がつくことに時間はかかりませんでした。(自慢ではありませんが、それまで好きでしかも人よりすこしうまくできたのは中学時代のブラスバンド部で吹いたトランペットくらいのものです)。

幸いなことに精神療法は私に比較的向いているようであり、そこである程度の力を発揮できるものだったようです。私は患者さんが精神的に解放されるのを手助けしつつ、自分自身も自由さを味わっていると実感することが少なからずあるからです。自分が本当に苦手な仕事なら、こうは行かないでしょう。

ただしそれはこの仕事に自信を持っている、ということでは決してありません。ある意味では自信を持つことは今後も決してできないように思います。何しろ人の心ほど難しいものはないのです。自分の扶養家族さえ十分に満足させることができないのに、とつい考えてしまいます。

このように考えると、精神科医になったのも、精神分析家の資格も、精神療法の仕事をするための口実作りだったと言えなくもありません。精神科医といえば一応は心を扱う専門職なので、誰にも私の資質を問われることなく、精神療法をする権利をフリーパスで貰えるでしょう。ということは、私は「あなたは精神療法をする資格などない」ということを誰かに指摘されるのではないかという恐れを、いつも心のどこかに持っていたのかもしれません。そして精神療法の患者さんに会いながらも、「自分はその能力もないのにそれを行なっているのではないか？」という疑問は、今でもしばしば頭をよぎるのです。

■精神療法家は「職業」なのか？

精神療法という営みを神聖なものとして捉える以上、ついでにちょっとした問題提起（あるいは問題発言？）をしたくなります。それは、「精神療法家とは果たして職業なのか？」という問題です。

もちろん世の中には精神療法家ないしはカウンセラーなる職業があります。ただし彼らがそれで生計を立てることは決して容易でないということも聞いています。どこかの教育機関に職を得て、そこからの給料を主たる収入源にし、私的な時間を何時間か使って精神療法の患者さんと会う。いわば

「片手間」で患者さんを診ながら、気持ちの上では実は主たる職業の方が「片手間」であったりします。つまり「本当に自分がエネルギーを注いでいるのは、精神療法である」という自覚が彼らの中にはあるのでしょう。これは芸術家や役者の卵が、それだけでは生計を立てられないために別にフルタイムの仕事を持つという事情と似ています。

その点から見れば精神科医はより恵まれた稼業のように思えます。彼らの多くが投薬の必要な患者さんを一日に何人も診察し、それに見合った給料を得ると同時に何人かの精神療法の患者さんを持ちます。ただしその精神科医を雇っている側は、精神科医が精神療法を行なうことにあまりいい顔をしません。それではあまり「金にならない」からです。(私の勤務する米国のあるクリニックでは、精神科医は、精神療法や精神分析をするなら週三時間まで、それ以上は勤務時間外に行なうように、という不文律があります)。もちろんある程度名の知れた精神科医やカウンセラーになれば、一時間に一万円ほどの料金で何人もの患者さんを持ち、生計を立てることもできるでしょう。しかしそれはごく例外といえます。

なぜこういうことが起きるのでしょうか？　それは率直な話、療法家がそれを生計の一部にすることができるだけの料金を払って精神療法を受けようとする患者さんが多くないからです。しかしだからといってこの世から精神療法を実践しようとする人が消えることはまずないでしょう。なぜなら私のような思い入れを持った方がこの世には他にも沢山いるからです。ということは精神療法家という職業が成立するためには、療法家のほうからのかなりの持ち出しがあることになります。

私は日本の事情に詳しいとは言えませんが、多少は内情を知っているアメリカの精神分析協会などはまさにそのような事情を反映していると言えます。メニンガー・クリニックの末期に居合わせたものとして言えるのは、その付属のトピーカ分析協会の経営が成り立っていたのは、メニンガーというスポンサーが存在したためであり、分析家になるためにそのトレーニングの一環として教育分析を受け、高い料金を支払い続けた療法家たちがいたからです。つまりある意味では、そこに所属していたスタッフが自らのお金で協会を維持しているというニュアンスがあったのです。

お金を取ることの気恥ずかしさ

もう少し極論に走ってしまいたくなります。私は精神療法家がお金を取る、という感覚に今ひとつ馴染めません。もちろんこんなことを言ったらそれこそ顰蹙ものだということはわかっています。それに私自身も職場を通してですが料金を取っている身です。しかしそれでも、気恥ずかしさを感じます。人助けをして実費以上の報酬をもらうということの居心地の悪さとどこか通じているのです。精神療法家が職業として成り立つということはぜひとも必要なことであり、料金が治療構造のひとつの大きな要素となることをわかっていながら、私はなぜこんな気持ちになるのでしょうか？　これには普遍的な理由があるのでしょうか、それとも療法家としての私の自信のなさの表れでしょうか？

もちろんサービスに応じてお金をもらって少しも違和感を持たないような仕事があります。私がもしすし職人なら、自分の握った分のお金を客に払ってもらうことに躊躇はしないでしょう。それは基本的には、客が他人だからです。つまりはサービスを提供する人と受ける人という役割以上のものが存在しないドライな関係だからです。

ところがなつかしい友人がふらっと訪れて、彼にすしを振舞ったとしたらどうでしょう。彼が財布から札を取り出したら慌てて、お金は要らないといって追い返すかもしれません。（もちろん私が経営者でなかったら話は別です）。それはその人と個人的な関係が成立しているからです。個人的な関係とは友人や恋人のように、お互いを赤の他人以上の存在として扱う関係、愛他性を発揮しあうことで成り立つ関係です。

ここでお金をもらうことの不自然さという尺度を考えた場合、そこには他人同士の関係（不自然さゼロ）から始まり、個人的な関係（不自然さ最大）へと傾斜するベクトルが存在することになります。サービスを供給する側と受ける側が他人同士でなくなったら、たちまち料金を払うことが不自然になるというこの現象は興味深くもあり、また私たちが日常的に体験していることでもあります。

さて振り返って精神療法における患者さんと療法家との関係はどうでしょうか？　両者は他人同士なのでしょうか？　最初の契約の段階ではそうでしょう。しかしその関係性が深まるにつれて、お互いにさまざまな気持ちを掻き立て合うようになります。もちろん時間や料金の設定を含む治療構造は、治療を外的に支えてくれるという感覚を生みます。それは治療関係が個人的で親密な関係へと進む危険性から守ってくれるものであり、それを尊重することは「正しい」姿勢です。しかしそれは同時に一種のぎこちなさをも生むようになるでしょう。

結局、精神療法を行なう際にお金を取ることの気恥ずかしさと、精神療法に対する私の思い入れの部分はどこかでつながっているようです。私は医は仁、という考え方を漠然と持っています。そしてこれは私自身が一番気をつけなくてはならない点でしょう。患者さんのほうは契約に基づいたドライで表面的な関係に満足しているのに、私のほうでそれを物足りなく感じ、さらに深いレベルでの交流を求めるとしたら、あるいはそうすることで無意識的に患者さんの依存心を高めているとしたら、それは仮に治療的である可能性があったとしても同時に私の側の問題の表れだからです。

しかしこれだけいろいろ述べた挙句、私はやはり療法家が患者さんから治療代を、気恥ずかしさを感じつつも受け取ることの意義を付け加えたいと思います。

最近、かつてスーパービジョンを受けたことのある分析家と再び会い始めました。最近持った別のケースについてスーパービジョンを受ける必要が生じたのです。彼は以前はある大きな精神病院でスタッフとして働いていて、私はその頃彼の勤務時間中に会っていたのですが、その後彼は個人開業に切り替え、セッションごとに一万円程度の料金を取るようになっていました。私は久しぶりに彼と会い、彼の熱意の違いに驚きました。スタッフとしての勤務時間中に会っていた時は、病院からの給料が支払われるだけであり、自分がバイジーや患者さんと一人でも多く会うことが収入には響かないことになります。そのせいか時々ではありますが、彼は気のない表情を見せたり、眠い目をこすったりしていたのです。私の症例報告を聞いている彼の眼がトロンとし出して、両まぶたがくっつきそうになってこちらの方がハラハラし、また苛立つということも何度かあったのです。それに比べて、最近個人開業のオフィスで会うようになった彼は、明らかにその態度が違うのです。相手に一回会うごとに自分の収入が違ってくるという状況は、療法家をここまで覚醒させ、クライアントに会う動機を高めるのかと驚きました。

私には個人開業による同様の経験はありませんが、患者さんが遠方からわざわざ私のセッションに訪れたり、高い料金を私の勤務先に払っていることを知っている場合、ないしは私に非常に感謝していることを何度となく表明していたり、逆に私の態度に不満を表明している患者さんの場合は、(それが患者さんのどのような意図を反映しているのかは別として)やはりそれだけセッションに臨む際の緊張感は増します。ここにも同様のメカニズムが働いているのでしょう。

私が療法家はセッションに対して十分に精神的、ないしは金銭的な報酬を得るべきだと思うのはこういう経験があるからです。これが先ほどの「気恥ずかしさ」と矛盾することはわかっています。というよりお金をもらうことにより療法家の動機付けが高まってしまうというのもまた「気恥ずかしい」ことと言えるでしょう。しかしこれもまた受け入れるべき現実なのです。

■私自身が精神療法をこころざす個人的な事情──対人恐怖傾向か？

さてこの辺でさらに私自身の個人的な事情について書いてみたいと思います。あまり積極的には書きたくないことですが、この際露悪的にならない程度に文章にしてみましょう。

私は精神療法の体験が私自身の対人恐怖傾向とマッチしているのではないかと考えることがしばしばあります。とはいえ私は顕著な対人恐怖の症状は特に持っていませんし、せいぜいその性向ぐらいでしょう。しかし私は対人恐怖のメンタリティーに親和性を感じますし、また尽きぬ興味を抱いています。

対人恐怖の人が苦手とする「中間状況」（全くの他人でもなく、非常に親しいわけでもない人を前にした状況）というのがありますが、私もそれが得意ではありません。自分の相手とのかかわりがはっきり定義されていないと、むしろ防衛的に引きこもる傾向にあります。全く知らない人だったりよく知っている人なら気楽ですが、ちょっとだけ知っている人と一緒にいるのは苦痛だったりします。あるいは聴衆に向かって話すのはあまり苦痛ではありませんが、聴衆の一人としてそこにいる時は人から注意を向けられたくありません。(むしろ会場の外で聞いていていたいほどです)。いつ衆目の目にさらされるかわからないよりは、最初からステージの上にいたほうがましです。

さて精神療法は、限られた時間内で、限られた役割を果たす作業です。すなわちある種の構造内での営みです。そして私はこの構造が自分自身を一番自由にしてくれるように思います。対人恐怖的な懸念やぎこちなさをかなり取り去ってくれるからです。

私はグループ療法を行なうのも好きです。グループを動かす時の自分は役割が決まっていますし、最初から注目されるのを前提として機能するので紛れが少ないのです。あとは自分の役目を果たすことに集中すればいいのです。

さて以上は対人恐怖傾向のある私がどのように自分の居場所を見つけているのかという話ですが、同様のことは対人恐怖の傾向のある患者さんにも言えるものと考えます。彼らは構造の定まった個人精神療法の中ではある程度解放される可能性があります。精神療法は対人恐怖の症状を軽減することにはあまり貢献しないでしょうが、その人の独自の世界を理解し、それを豊かにする助けにはなれるでしょう。ひとつ気がついたことですが、私がかつて持った精神療法や精神分析の患者さんたちは、私と良好な関係にあるほど、どこかでこの対人恐怖的な傾向を持っていて、私と「気が合って」いたように思います。

ただしこのことはまた、私のような療法家の持つ限界を同時に示しています。つまり私は患者さんと一緒の病理に安住し、そこから抜け出す努力を怠る可能性があります。患者さんの対人恐怖的、回避的なふるまいには寛容になる一方では、それを真剣に克服しようとしている患者さんには、嫉妬の念を抱くかもしれません。あるいは積極的、大胆、果敢な性格を持つ患者さんには共感の糸を保つことが難しい部分もあるでしょう。さらには自分が持たないそれらの性向を持つ患者さんに対する理想化が起きてしまう可能性もあります。これらは私が常に気をつけておかなくてはならない点でしょう。

最後に——精神療法の何が楽しいのか？

本章を書き終える前に、こんなことを自問してみました。「私にとって精神療法という仕事は楽しいのか？」。これに対してはすぐ、「決して単に楽しいだけではない、むしろ苦労のほうが多い」という反応が自分の中から返ってきます。しかしこれは「生きがい」を与えてくれるような営みすべてに言えることです。自分がその仕事で向上するためには、自らに挑戦し続けなくてはなりませんが、それは決して容易ではありません。私には精神療法の患者さんを持たないと、自分の療法家としての能力がどんどん萎んでいくという感覚があります。これは練習を常に心がけるアスリートや音楽家に似た心境なのでしょう。

しかし苦しいことばかりではありません。精神療法の仕事は、それを通して患者さんの人生に貢献したり、自分自身を知る、ないしは自分が救われたりするという喜びの要素がないことには続けられない仕事です。精神療法家が患者さんの治療を通して実は自分を治療するというニュアンスは確かにあるでしょう。あるいは患者さんに治療されているというところすらあるのではないでしょうか？

少なくとも私の場合はそうなのです。

付録の章

テロリズムに対して、精神療法家が何を言えるか？

本書のもとになる原稿を執筆中に、二〇〇一年九月十一日のニューヨークとワシントンD.C.でテロ事件が発生してしまいました。私の思考は完全に停止してしまい、しばらくは他のことが考えられなくなりました。

そこでいっそテロリズムをテーマに書き綴ってみようと思い、出来上がったのがこの章です。いまから読み返すと、論旨も錯綜し、時には乱れがちですが、同時にそこまで思い詰めるほどの切迫した雰囲気がよみがえってきます。あくまでも療法家としてテロリズムをどう捉えるかという、治療とは少し外れた話ですので、本書の末尾に付録として加えたいと思います。

■アメリカ人がみな一瞬にしてトラウマを受けた瞬間

はじめてそのニュースを聞いたのは、九月十一日の朝の十時頃だったと思います。私はその時クリニックでいつもの朝の外来診療を行なっている最中でした。私の臨床の場所であるカンザス州トピーカは、ニューヨークとは一時間の時差がありますから、実際に貿易センタービルがテロリストの攻撃を受けて一時間ほど経った頃のことです。ナースの一人がつけっぱなしのラジオでたまたま耳にしたという、「ニューヨークの高層ビルに飛行機がぶつかったようだ」というニュースを聞いた当座は、「なに、どうせそれほど深刻なものではないだろう」とたかをくくっていました。ほかのスタッフも同様で、「きっとセスナか何かが間違ってビルに接触でもしたのだろう」くらいに話していたのです。

ところが次々と報じられるニュースがいきなり深刻になっていくため、クリニックの手の空いたスタッフは倉庫から取り出して控え室の隅に据えた白黒の小型テレビの前に釘付けになりました。私は外来の患者さんを一人送り出すたびにニュースの展開を訊ねていくのですが、事態のはかり知れなさに、頭は空転状態になってしまいました。何しろ、「飛行機の激突からしばらくして、ビル全体が倒壊したらしい」というニュースを耳にして診察室に入ると、患者さんと会っていても「そのしばらくの間に、いったい何人が外に逃げられたのだろうか？」ということで頭がいっぱいになっています。それに患者さんも事態の進展を心配そうに訊ねてきます。こうして治療は結局はお互いのデブリーフィング（災害の後にその体験を伝え合うこと）になってしまいました。

その時からしばらくは、心身が震え、衰弱してしまったという感じが続きました。これがまさに外傷に対する心身の反応なんだな、などと自分を観察しているところもありました。そして日頃は何かとアメリカ文化を心で非難しながら、やはりアメリカの住民としてのアイデンティティーだけはしっかり持っているんだな、と自覚したのです。それからしばらくして行なわれたギャロップ社の調査で、アメリカの国民の七〇%がこのテロのせいでうつになっているという話を耳にしましたが、それも頷けます。

その日のＤＢＴグループで話し合われたこと

その日がちょうど火曜日だったので、朝十一時からは、私がセラピストをつとめるボーダーラインのグループ療法（ＤＢＴグループ）がありましたが、結局そこでも用意していたマテリアルには手をつけずに、今も進行しつつある（とそのときは感じられた）テロの脅威について話し合うことになりました。参加者のうちの何人かは不安で家の外に出られないために、グループはいつもより少人数でした。私も含めて皆がおびえ、落ち込んでいました。

「私たちは大変な事態に直面しています。ニューヨークでは数多くの死傷者が出ているようです。

今回は私たちの率直な気持ちを話し合いましょう」と私はグループを始め、一人一人が今の胸中を述べ合いました。患者さんの一人が「私たちも動転しているけれど、先生もよっぽどショックだったんですね」と言い、被害にあった人について話している時の私が涙目になっていると指摘され、私自身がかなり動揺していることを改めて自覚しました。私は「私も皆さんと同じように大きなショックを受けています。でもこのテーマはこのグループにとっても非常に大切なテーマだと思うんです」と答えました。

実際この日のＤＢＴグループでも、私は患者さんに助けられる側でもありました。そしてその時グループで話し合われたことは、そのあと長く私の心に残ることになりました。そしてそれが本章のテーマにもなっています。

グループで話されたことについて述べる前に、ＤＢＴ（Dialectic Behavioral Therapy）とはどういうものかについて簡単にご紹介します。これは米国でマーシャ・リネハンという心理学者の作り出したグループ療法で、境界性人格障害の患者さんを主たる対象にしたものです。いわゆる認知療法的なアプローチに属し、境界例の患者さんが陥りやすいスプリッティング、すなわち相手を善か悪かに決め付け、他人に激しい攻撃性を向ける傾向に対して、グループ形式でさまざまな具体的なアプローチを用いる手法であり、米国でもその意義が急速に認められつつあります。ただし私自身はまだまだ不勉強で、またリネハンの主張のすべてに同意しているわけではなく、その精神を汲みながらもつい自分流に変えてしまいながらグループを進めています。

さてDBTの治療の骨子のひとつは、理性と感情との調和をいかに獲得するか、ということです。リネハンは、「理性的な心（reasonable mind）」と「感情的な心（emotional mind）」のバランスを常にとることで、「賢い心（wise mind）」に至るという考えを示します。つまり自らの行動を決める上で、感情も理性もともに必要であることを強調しています。ちなみにリネハン自身はこの考えを日本の禅の精神から学んだと語っています。

私のグループに属するメンバーはたまたますべて女性ですが、彼女たちが共通して持つ問題は、自分を見捨てようとする人に対する憎悪を剥き出しにし、その相手を激しい言動で攻撃することです。そして他人との関係を衝動的に切ってしまうことで、仕事を失ったり、親密な関係を損なったりし、挙句の果ては大量服薬や自傷行為に至ったりします。DBTの目指すところは、先ほどの心のバランスの比喩その他を用い、いわば患者さんの近視眼的で衝動的な行動に対してそれ以外の対応の可能性を考える機会を提供することです。

▒反応するのではなく行動せよ（act, but do not react）

さてこの日のDBTグループでの話に戻ります。私はメンバーを前にこう言いました。「考えてみれば、このテロリストによる攻撃について私たちが何をしなければならないかという問題は、たとえば私たちが毎回話し合っていることの応用という気がしてきましたよ。誰かに傷つけられたり、中傷されたと感じた時に、私たちはどのように応じるかについて毎週考えてきましたよね。ところが今はいわばアメリカという国自体がそのような体験を持っているということになります。今アメリカに住む私たちが何をしなければならないかを考える際にも、私たちの『感情的な心』のありかに注意を向けていなくてはなりません」。

とは言ったものの、グループのトーンはおおむね、テロリストに対する激しい怒りの表現に満ちていました。そして「テロリストやそれをかくまっている国は、すぐに懲罰を受けるべきだ」という感情論が大勢を占めました。この時は私自身が動揺しているせいもあり、心情的には彼女たちに同調していました。「これは報復するしかないだろう！」と心のどこかで繰り返していたのです。

ところがそのとき患者さんの一人シャノン（仮名）が、私にとっては意外なことを言いました。「私はこのテロリストの攻撃に関して、すぐさま報復をするべきじゃないと思うわ。うまく言えないけれど、オープンな心を持つべきだと思います」。グループは一瞬冷や水をかけられた雰囲気になりました。そのあと言葉にならないため息が、皆の口から漏れました。そこで私がシャノンにその発言の真意を問うと、「だって報復したってさらに向こうからの報復を招くだけでしょう。そうなったら報復の意味がなくなるわ。だったら何もしないほうがましかもしれないわよ」。

グループの一同は「信じられない」という風に顔を見合わせました。これだけの人命を奪ったテロリストに対して何もしない、ということは、感情的にはとても受け入れることができないと思えたのです。しかし同時にシャノンの主張に対して理論的に反論できる人もいませんでした。そのうちにグループの参加者たちは彼女の主張に耳を貸すようになり、セッションが終わるころにはシャノンの意見におおむね賛成してしまったのです。

私は「このグループでは、お互いが尊重しあっているのであれば、どんなに他の人とは異なった立場をとってもいいのですよ。むしろそれは必要なことです。あらゆる異なった立場に耳を傾ける用意があることが、私たちの心の健康さを反映しているわけですから。そしてシャノンが言う『心を開くこと』というのは、おそらく今の私たちにとってもっとも必要なことでしょう。私たちはあまりにも『感情的な心』のみに閉ざされているからです」

「ただし」と私は続けました。「『心を開く』ということは何も行動を取らないということとは異なります。ちょうど皆さんの夫や愛人が虐待的なふるまいをした場合には、その関係を切るなどの何らかの行動を取らなくてはならない場合があるのと同じようにです。ただそれはいつも言っているように、衝動的な反応（reaction）であってはなりません。それはリネハンの言う『賢い心』に基づいた行動（action）でなくてはなりません。これからアメリカがどのような対応をするとしても、それが感情論に走った反応であってはならないということをシャノンも言いたかったのだろうと思います」と言ってグループの終了を告げました。

私がこの時実に不思議に思ったのは、配偶者や愛人と言い争いになると決まって大量服薬をしたり手首を切ったり等の衝動行為に走る彼女たちが、この国家の非常事態に対しては、大部分のアメリカ人の感情的な反応、すなわち「テロリストたちに対して直ちに報復すべし」という反応よりははるかに洗練された考えに落ち着いたということなのです。私はここ数カ月のＤＢＴでの試行錯誤の苦労が多少なりとも報われたという気がしました。

報復というメンタリティー

あの事件から二週間たち、私自身の内面の変化、アメリカ国民の反応、そして政府の反応を追うと、つくづく感じることがあります。「人間が反応（react）することなく行動（act）することはいかに難しいか？」。この問題について改めて考えると、私たち人間が本来的に備えているいくつかの思考回路の存在に気づかされます。

テロリストを生み出しているイスラム原理主義の主張は、たとえばこんなものでしょう。「コーランの教えが厳密に守られた理想的なイスラム社会を建設しなくてはならない。それに反する宗教や教えは邪教であり、排除されるべきである。特にユダヤ人やアメリカ人は、これまでアラブ人を抑圧してきた。だから聖戦をもって破壊排除するべきだ。それがアラーの神が望んでいることである」。

このような主張を前に、私は怒りよりもまず、ある種の感慨を覚えます。「ああ、人間はその長い歴史をこのようなメンタリティーを持って生きてきたんだな」。これまで数知れず行なわれた血で血を洗う戦いを支えていたのは、この種の思考であり、これが人間の考えの筋道のまさにプロトタイプなのです。そしてもちろん私はここでテロリストのことばかり言っているわけではありません。人類の歴史はそのまま戦争の歴史になりますが、そこで力を発揮するのが次のようなメンタリティーです。「自分たちが正しいのであり、それ以外の考え方を持つ人は排除するべきである。なぜなら彼らは同じ人間ではなく、生きる価値がないからだ」。これはおそらく生物にとって極めて根源的なものであり、テロリストに対して激しい怒りを感じる時は、私たちもまたこのメンタリティーに陥っている可能性があります。

この種のメンタリティーは、それにより実際の行動に走らない場合には、正常（と言っても何を指して「正常」と呼ぶかは大きな問題ですが）の範囲で体験されるものです。たとえば私たちの大部分が、毎日牛や豚や鶏を食べて生きているという事実に関して「人類の生存のためには、それ以外の命は犠牲になっても仕方ない」という人は大勢いるでしょう。毎日何千、何万と殺されていく家畜の苦しみを思い、涙にくれる人などほとんどいないはずです。自分たちが生き延びる以上、その犠牲になっている命に注意を払っていたら精神的に破綻してしまうでしょう。それこそ牛や豚が突然自分たちの生きる権利を主張し出したりしない限りは、「人類の生存のためには、それ以外の命は犠牲になっても仕方ない」という、考えようによっては恐ろしく独善的な考えを捨てないものです。

さてこのようなメンタリティーをプロトタイプとして持っている以上、私たちが何らかの攻撃を他者から受けたときの反応は、ほとんど決まってきます。「報復あるのみ」「やられたらやり返す」。しかしそれは他者からの挑戦に対して何も頭を使わず衝動的に反応することでしかありません。

ちなみにボーダーラインの患者さんが特別このような報復のメンタリティーに陥りやすいと主張している印象を私が与えるとしたら、それは誤りです。彼(女)たちが配偶者や愛人、あるいは療法家に対してしばしば攻撃的になり、それを言葉や行動により衝動的に表現する場合、そこにはその相手から見捨てられることへの強い恐れが背景にあります。つまりこれは相手への報復というよりは、実に錯綜した「しがみつき」の反応というニュアンスがあります。私のDBTグループの患者さんたちがテロ攻撃に対して比較的醒めた反応を見せたのも、彼(女)たちが特別この報復のメンタリティーに親和性があるわけではないことのひとつの表れではないかと思います。

それに比べて実際にテロリズムに走るイスラム原理主義の若者のプロフィールを見ると、むしろ物静かで、しかし内側に強い信仰心と強烈な集団への帰属意識を併せ持つ人が多く、ボーダーラインの患者さんとはかなりニュアンスが異なる性格傾向を持っています。またアメリカで好戦論を唱える人たちに関しても、そこにボーダーライン的な性格傾向が一般的に見られるとは言えないでしょう。プロパガンダに流されやすい無自覚な大衆は別として、報復の心理に深刻に陥るのは、「敵」をいかに非人間的なものとして見るような集団に精神的に従属しているか、その思考に没頭して他の現実がいかに見えなくなるか、ということが鍵になるようです。その意味では彼らに反社会的な色彩は乏しく、むしろオウム真理教の一部の過激な信者に見られるような一途さ、生真面目さ、融通の利かなさのほうが前景に立っています。

報復を動物生態学的に捉える

事件から十日ほどたってインターネットで見つけたある心理学者の記事は非常に参考になりました。彼は、私たちが自分たちの報復を正当化するのには、動物学的な根拠があると言うのです。そして他からの攻撃に対して報復する個体は、それだけより生き延びる確率が高かったのだろうと主張しています。これは直感的に理解できることです。他者から攻撃を受けた時、それを報復により排除しうる個体は、将来他の個体からの新たな攻撃を受けて失命する可能性が減るからです。報復をしない種が長らえるためには、硬い殻に覆われていたり、毒性を有するなどして身を守るしかありません。

ところが人間の場合、ここに厄介な要素が加わります。それは報復を正当化し、それを将来的に行なおうという意図が、ある感情の形をとって長期間にわたって私たちを支配することです。その感情とは恨みであり、怨念です。

テレビの動物番組で動物同士の争いをテレビで見る限り、実にあっさりと片がついてしまうという印象を受けます。他の山羊からツノによる頭突きを食らった山羊は、その攻撃を受けた直後に報復により戦いに入っても、結局はどちらかが他方の力の強さを認めると、敗者がその場を去り、争いは終結します。負けた山羊がそれを恨みに思い、それこそツノを矯めて次の年になって再度同じ山羊に戦いを挑む、などということは聞いたことがありません。おそらくその種の報復は、今度こそ相手から息の根を止められてしまう危険をはらむために、動物生態学的に抑制されているのでしょう。あるいは、動物は恨みを抱くための必要条件である記憶のメカニズムを持ち合わせていないのかもしれません。

ところが人間の場合は、その場での報復がかなわなくても、将来それを果たすことを誓い、時にはそのために命をかけることすらあります。そして問題なのは、報復の心理が長く残った場合、それが将来の相手への攻撃を遅延させるどころか、倍化させる可能性を持っていることです。人類の歴史はまさにそのような例に満ちています。イスラエルとパレスチナの何十年にも及ぶ戦いの歴史などはその典型です。

つまり報復の本能は、生物としての人間が系統発達を遂げる中で行きがかり上背負う運命にあったわけですが、それが怨念という形態をとることでそれ自体が人類全体を滅ぼしかねないほどの危険なものになってしまったのです。そして報復が核ミサイルの発射ボタンを押すという単純な行為で遂行されてしまう程に科学技術が発達した以上、それが未来永劫にわたって抑止され続けることの方が考えにくいと言えるかもしれません。

ただしここでお断りしておきたいのは、私は報復のメンタリティーについて否定的に論じているからといって、戦争反対論や無自覚な平和主義を唱えているつもりはないということです。この問題については本章の最後に述べます。

心を開くことは、心の天秤にできるだけ多くの「現実」を載せることだ

さて以下に精神療法家として今回のテロリズムをどのように考えるかについて、先に書いた臨床モデルを用いて示したいと思います。それは基本的にはＤＢＴグループでシャノンが言った「心を開く」ということの具体的なプロセスです。それはある意味では心を自然体に保つということですが、本能の赴くままにふるまうという意味での自然さではありません。それは心をひとつの考えに押し込めず、いわばその入り口の筋肉を弛緩させて世界に向かって開くことです。そしてそれが開いている先にあるのは私が「現実」と呼ぶものです。

先ほどリネハンの「感情的な心」と「理性的な心」のバランスという考え方を持ち出しましたが、

ここで心の中にひとつの天秤を思い浮かべてみましょう。一方には感情の皿が、もう片方には理性の皿があります。この両方のバランスが取れた場合に、「賢い心」が生まれ、そこから選択される行動(action)が理想であるということになります。それとの比較で、感情の皿が傾いた挙句に取られた行動は反応(reaction)に過ぎない、という言い方ができるでしょう。

「賢い心」が導く行動とは、単純に言えばその個人が後悔しないようなものです。そしてそのためには理性の皿にたくさん良質の「現実」を載せなくてはなりません。ちなみに「現実」という表記は、私が最近の著作で頻繁に用いているものですが、それは私たちが理性(思考)を用いて世界を観察し、そこから得られる洞察です。ただしそれはいつも結局は主観的なものでしかありませんから、科学的な客観性をにおわせる現実という言葉と区別するために、それに鍵括弧をつけて用いています。

「賢い心」は行動を起こすにあたり、ある「目的」を持っていなくてはなりません。その目的は個人の持つ世界観により異なります。それはたとえば「紛争の結果として最終的に最少の人の命しか奪われないこと」であったり、もっと単純に「正義が行なわれること」であったりします。あるいは「テロリストたちに徹底的に報復を行なうこと」でもありえます。いずれにせよ心の天秤がバランスをとった際に起こす行動はこの「目的」に向かって真っ直ぐに向けられることになります。

私たちの心の天秤の感情の皿には、すでに「断固報復すべし!」が載っていることでしょう。なぜならば攻撃を受けた直後の感情的な反応としては、これが典型的なものだからです。ここでもし理性が介入しなければ、この感情に基づいた反応が生じ、それはしばしば「賢い心」が目的とするものとは異なります。そこでこのバランスをとるために理性の皿に載せられるべき「現実」には、実にさまざまなものが考えられます。たとえば「報復をしたら、ほぼ間違えなくタリバンも何らかの形で仕返してくる可能性がある」「報復したら国際世論はアメリカを支持しないかもしれない」などは、広く報道され多くの人により共有されている「現実」です。

さらに細部にわたる、しかし決して瑣末とはいえない「現実」もたくさんあります。たとえば「アフガニスタンの高い緯度や山がちの地形はゲリラ戦の際にアメリカ軍に極めて不利である」とか、あるいは「アフガニスタンのいたるところに一千万とも言われる地雷が埋まっている」などの「現実」は、実際の報復の作戦が有効かどうかを占う際に決定的な意味を持ちえます。

また「アメリカは八〇年代の冷戦時代に、ビン - ラディンに資金援助をし、育てていた」や「親米と言われるサウジアラビアは実はアラブ原理主義者を最も多く生んでいる」などは、誰が敵で、誰が味方かを単純に決めることは難しいという「現実」を与えてくれます。これらはいずれも理性の皿に載せられ、「タリバンは敵である。すぐさま軍隊を投入して報復すべし！」という感情の皿の方に傾きかけた天秤に、ある程度のバランスを与える可能性があります。

もちろん得られる「現実」には限りがありますし、私たちはいくらでも「現実」を否認する可能性があります。また結果として天秤は感情の皿の方に傾き続けるかもしれません。ただしより良質の

「現実」が載せられれば、その結果として取る行動はそれを反映し、それだけ後悔の少ないものになる可能性があります。

最も認めがたい「現実」は、敵が同じ人間であること

理性の皿に載せるべき「現実」の中で最も認めがたいのは、自分が復讐を遂げたい相手が、やはり自分と同じ人間であるということです。これはテロ攻撃を受けた直後の人や、家族をそれにより失った人にとっては、想像するだけでもおぞましい「現実」です。（私自身、もし私の家族が誰かに襲われたとしたら、犯人を同じ一人の人間と捉えることは半永久的に不可能ではないかと考えています）。

今回のテロ事件で、事態を知った時のパレスチナで民衆が拍手喝采をしている様子をテレビで見ましたが、彼らの熱狂は、ブッシュ大統領が「オサマ・ビン・ラディンを、生死にかかわらず捕獲する」と宣言した時のアメリカ人の熱狂と、残念ながら同質のものであることを認めざるを得ません。それはパレスチナ人たちにも私たち同様の道理がある、という意味ではなく、彼らもまた自分たちの正義を私たちと同じくらい強く確信しているという意味においてです。これはあまりにも過酷で信じがたいことですが、これも可能な限り理性の皿に載せられなくてはなりません。

ところでこの論旨に従えば、アフガン戦士たちが同じ人間である以上、彼らの心にも同じような天

秤が存在することになります。反米のスローガンを熱狂的に受け入れる彼らの感情の皿には、「悪魔であるアメリカ人を攻撃せよ！」が載っていることでしょう。そして理性の皿にはたとえば「そのために自分の命は奪われることになる可能性がある」が載っています。しかしその重さは「殉死者には天国が約束され、そこでは数十人の処女の妻を娶ることができる」という彼らにとってのもうひとつの「現実」により減殺されるでしょう。その結果として彼らの感情の皿はその傾きをあまり失わないことになります。

ただしここで注目すべきなのは、テロ活動の実行犯の行動が、天秤のバランスが傾いた状態で、つまり感情に押し流されて行なわれたかというと、そうではないらしいということです。九月十一日のテロ事件の詳細をさらに知るに従って驚くのは、彼らの活動がいかに緻密に用意し尽くされたものだったかということです。彼らはテロ遂行のための詳細なマニュアルを与えられ、それに忠実に従ったということですから、一時の感情の高まりだけでテロ行為を衝動的に実現させたとは到底考えられません。ということは彼らの天秤もある意味で平衡であったということです。

もちろん彼らが理性の皿に載せた「現実」の中には、あまりに非現実的だったり、狭小な世界観に基づいたものだったりするものもあったでしょう。しかし彼らは自爆テロが、自分たちの「賢い心」の「目的」である「理想的なイスラム社会を作り上げること」や「殉死を遂げて理想化の対象となる」に至る最短距離だと信じ、それを選択したことになります。

このように考えると、個々人の心の天秤が平衡であることが人類全体の幸せに繋がる保障は全くないことがわかります。そしてその事情はこのテロリズムの背後にある途方もない問題を私たちに示しています。それは強烈な思想はあらゆる破壊力を秘めているということ、そしてその思想の内部から、その破壊力を理性により抑止する力はおそらくないであろうということです。前世紀においてはたとえばナチズムが、そして今回の事件ではイスラム原理主義が、外部からの強制（武力）介入を受けることによってしかその破壊力を封じ込めることができないという現実がそれを示しています。

▩最後に私の意見――反戦でも好戦でもなく

これまでは人間が誰でも持っている心の天秤についての一般論でしたが、最後に私の個人的な意見を書かせていただきます。

私自身は心の天秤の平衡が向かうべき「目的」として、先に例としてあげた「最終的に最少の人命しか奪われないこと」を考えます。そしてここにはもちろん「敵」の人命も含まれます。ただし何時をもって「最終的」と言うかは極めて恣意的なものであることは認めざるを得ません。

たとえば首謀者一人を暗殺することでテロリズムが鎮静化したら、まさに「最少の人命」しか失われずにすんだことになり、その時点ではそれが正しい方策だったということになります。しかし翌日になって首謀者の後継者がさらに過激なテロ活動を起こし、多くの犠牲者を生んだとしたら、その時点でその方法は間違っていたことになります。ですから十年、ないしは二十年という暫定的な期間を考えてその中で判断せざるを得ません。

さてこれ以上に具体的な私の意見はないのです。いかなる政策も軍事ないしは親善活動も、この「目的」に沿っていると考えられる限りは賛成であり、そうでないものには反対です。しかしそのどちらか不明なものに関しては意見を保留するしかありません。理性の皿に載せるべき「現実」が私の中には圧倒的に不足している場合は特にそうです。ただしもちろんわが身に危険が迫って、何らかの行動が必要な場合は、こんな悠長なことを言ってはいられません。先ほど示した私の「目的」に一番直接的に結びついていると感じられるものを選ぶしかないのです。このように、行動の選択には最終的には自分の直観に頼るしかない場合もかなりあるでしょう。

ひとつ明確にしておきたいのは、この私の考えは容易には反戦論に行き着かないということです。かといって好戦論とも限りません。というより今回の事件により、私たちは戦争が正しいのか誤っているのか、あるいは何が正義なのか、という単純な議論では到底収まらないような問題に直面したのです。どちらが正義なのかという議論は、永久に決着がつかないことはわかっています。なにしろ戦っている同士が自分たちを正義と主張し続けるのは当然のことでしょうから。そうである以上、「正義のための戦争は正しい」、という主張はほとんど常に空疎なものになりますし、「戦争はすべて悪である」という主張もまた同様です。

事件の後に朝日新聞に掲載された坂本龍一氏の「報復しないのが真の勇気」という記事は賛否両論を呼んだようですが、私の立場からはどうも論点がずれているように思われます。アメリカの軍事行動の是非は、勇気云々と結び付けるべきではありません。繰り返しますが、それが「最終的に最少の人命しか奪われないこと」という「目的」に向かっているかどうかだけが重要です。(少なくとも私の立場からは)。むしろ坂本氏の議論は、「真の意味で勇気を持つことが正義である」という主張のように聞こえ、しかし実際の正義の中身は曖昧にされているため、「正義のためには何をしても正当化される」という主張以上のものではなく、結局は「目的」を見失った感情論と大差なくなってしまう可能性があります。

これと関連して、最後にもうひとつ主張したいのは、米国の為政者は不必要な挑発はあらゆる場面において避けるべきだということです。そもそも今回の米軍の武力行使を「報復」と呼ぶのも問題です。米国は「やられたからやり返す」ために軍隊を送るべきではありません。「人類にとっての危機を回避する」、「そのために必要なことを遂行する」という立場以外に、この軍事行動を正当化することはできないからです。ブッシュ大統領がタリバンやアル・カイーダを悪魔(evil)と呼び、「テロリストを燻し出してやる」などという表現をすればするほど、結局は相手側の反米意識を高めます。そのような発言が米国民の士気を高めることで最終的な平和がより早く達成されるという綿密な計算に基づいたものでない限りは、米国がこれまで幾たびも繰り返してきた、相手を挑発してとにかく戦争に持ち込む、それにより軍産複合体が潤う、という図式を繰り返しているに過ぎないことになります。

療法家の目には、アフガンの原理主義者の主張はオウム真理教なみの洗脳状態、一種の狂気と映ります。極めて危険な傾向を伴った狂気を相手にしている時は、相手をいたずらに挑発しないことは精神医学の常識です。そしてそれは強制力を行使してその危険を阻止するという行為と決して矛盾しないはずなのです。

あとがき

多少蛇足気味ですが、本書の最後にひとこと書き添えておきたいと思います。私はここ数ヶ月間、校正のために本書のもとになる自筆の原稿を何度も読み直すことになったのですが、これはそれに対する感想文のようなものです。

本書で私はいろいろな形で、私にとっての精神療法のあるべき姿を伝えようとしましたが、それは同時に言葉が持つ限界との格闘でもありました。その結果として本書はかなり理屈っぽく、読みづらい印象を与えることになってしまったかもしれません。もしそうだとしたら、それはひとえに私の技量のなさによるものです。というのも、私は自分自身が関わった治療関係における体験から遊離した観念論をするつもりは本来なかったからです。

そこで私が読者の皆さんにおすすめするのは、自分自身が患者となり、自分の問題を解決するために治療者を訪れるという経験を持つことです。そして自分が治療関係において何を感じるのか、治療者に一体何を求めるか、について真剣に問うてみて欲しいのです。そこから逆に自分が追及するべき治療者のあり方が浮かび上がってくるでしょうし、それは私が結果的に本書で表現したかった治療者の姿と似通ったものになるのではないかと思うのです。

もちろん本書で描こうとしたのは、私が患者になった場合に望む治療者像であり、読者の方々はそれぞれが異なった理想的な治療者像を持つでしょう。それは当然のことなのです。そして自分が目の前の患者の立場に立ったとしたら、治療者としての自分に何を求めるかは、治療者として機能する上で常に欠かすことのできない視点です。それを深いレベルで体験された方には、私が本書で言葉で伝えられなかった分もある程度わかっていただけるのではないかと期待するのです。

最後にこの場を借りて、私をこれまで教え導いてくださった小此木啓吾先生、土居健郎先生、北山修先生をはじめとする諸先生方にお礼を申し上げます。また私を五年間にわたって分析してくれたドクターK、私のスーパーバイザーとして、治療者としてのあり方をいろいろな形で指し示してくれた教育分析家の Eric Kulick 医師、Becquer Benalcazar 医師にも、この場で感謝の気持ちを表したく思います。さらに本書を準備する段階で、メールを通じて様々な感想を寄せてくれた津島豊美先生、私の著作全体を熟読した上で様々な質問により刺激を与えてくれている田中克昌先生にも感謝いたします。

また本書の出版を承諾いただいた星和書店の石澤雄司社長、私の癖のある言葉遣いをいろいろご指摘、訂正いただいた編集者の畑中直子さんのご助力がなければ、本書は最初から存在しなかったということも最後に付け加えておかなくてはなりません。

著　者

著者略歴

岡 野 憲 一 郎（おかの　けんいちろう）

1956 年　千葉県生まれ

1982 年　東京大学医学部卒，精神科医，医学博士

現在，米国カンザス州ショウニー郡精神衛生センター医長

米国認定精神科専門医，精神分析家

主著に『外傷性精神障害』『新しい精神分析理論』1，2（岩崎学術出版社）など

自然流　精神療法のすすめ

——精神療法、カウンセリングをめざす人のために——

2003 年 10 月 10 日　初版第 1 刷発行

著　　者　岡 野 憲 一 郎

発 行 者　石　澤　雄　司

発 行 所　株式会社 星　和　書　店

〒168-0074　東京都杉並区上高井戸 1-2-5

電　話　03 (3329) 0031（営業部）／(3329) 0033（編集部）

FAX　03 (5374) 7186

© 2003　星和書店　　Printed in Japan

ISBN4-7911-0515-X

境界性人格障害＝BPD

はれものにさわるような毎日を
すごしている方々へ

メイソン、
クリーガー 著
荒井秀樹、野村祐子
東原美和子 訳

A5判
352p
2,800円

自己愛と境界例

発達理論に基づく統合的アプローチ

マスターソン 著
富山幸祐、尾崎新
訳

A5判
304p
4,660円

逆転移と精神療法の技法

成人境界例治療の教育セミナー

マスターソン 著
成田善弘 訳

A5判
484p
5,800円

パーソナリティ障害の精神療法

マスターソン、トルピン、
シフネオスの激論

マスターソン 他著
成田善弘、
村瀬聡美 訳

A5判
296p
4,600円

逆説と対抗逆説

肯定的意味づけ他独創的な理論を提唱

パラツォーリ 他著
鈴木浩二 監訳

A5判
224p
3,680円

発行：星和書店

価格は本体（税別）です

失敗から学ぶ心理臨床

心理臨床家による他に類をみない事例集

丹治光浩 著

四六判 320p 2,400円

ありがちな心理療法の失敗例101

もしかして逆転移？

R.C.ロバーティエロ 他著
霜山徳爾 監訳

四六判 376p 3,340円

心の相談 最前線

精神療法をうける

開業精神療法研究会 編

四六判 192p 1,900円

不安障害の認知行動療法(1)

パニック障害と広場恐怖

〈治療者向けガイドと患者さん向けマニュアル〉

アンドリュース 他著
古川壽亮 監訳

A5判 292p 2,600円

認知行動療法の科学と実践

ＥＢＭ時代の新しい精神療法

Clark＆Fairburn 編
伊豫雅臣 監訳

A5判 296p 3,300円

発行：星和書店

価格は本体(税別)です

EMDR症例集 そのさまざまな治療的試みの記録	崎尾英子 編	A5判 240p 3,300円
リフレーミング 心理的枠組の変換をもたらすもの	バンドラー 他著 吉本、越川 訳	A5判 320p 4,000円
ハコミセラピー カウンセリングの基礎から上級まで	ロン・クルツ 著 高尾、岡、高野 訳	A5判 340p 3,800円
統合精神療法 精神分析と行動科学・学習理論の統合	ノブロフ 他著 増野肇 他監訳	A 5 判 480p 6,900円
戦略的心理療法の展開 苦行療法の実際	J. ヘイリー 著 高石昇、横田恵子 訳	A5判 320p 3,800円

発行：星和書店　　価格は本体（税別）です